家族とわたしの
しんどいを救う

メンタル回復ごはん

薬膳コーディネーター・ヨガインストラクター
ごんだゆみ

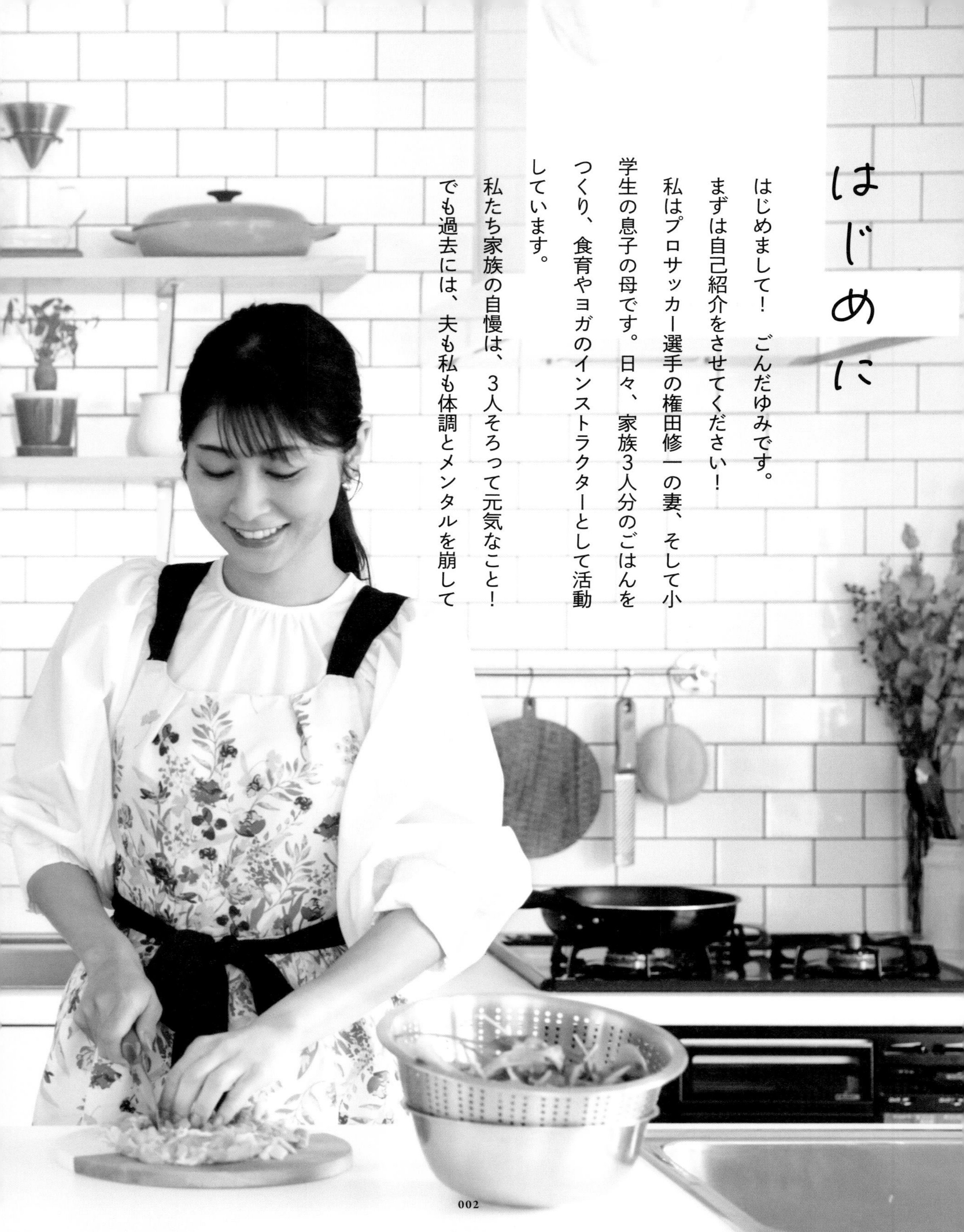

はじめに

はじめまして！　ごんだゆみです。
まずは自己紹介をさせてください！
私はプロサッカー選手の権田修一の妻、そして小学生の息子の母です。日々、家族3人分のごはんをつくり、食育やヨガのインストラクターとして活動しています。
私たち家族の自慢は、3人そろって元気なこと！
でも過去には、夫も私も体調とメンタルを崩して

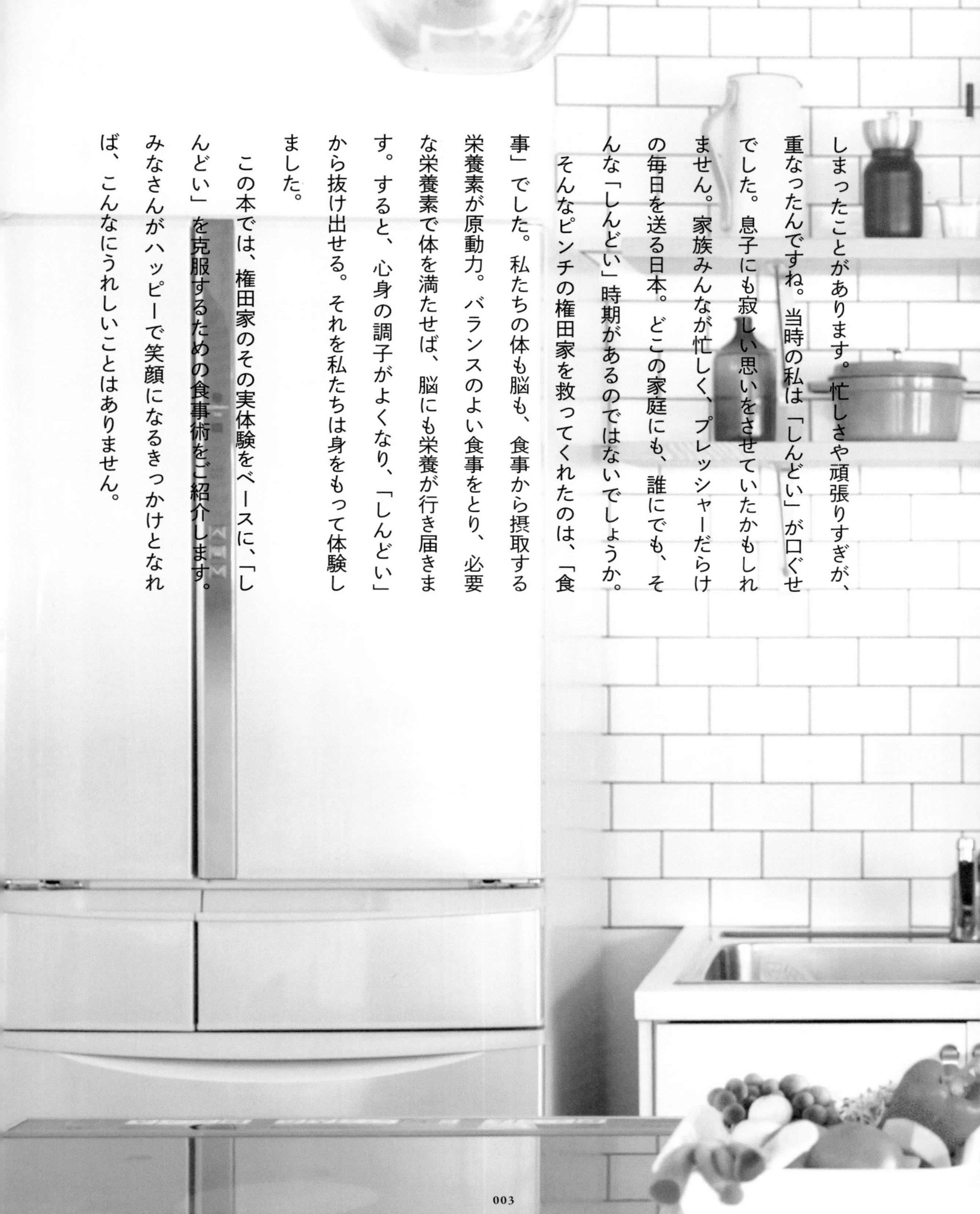

しまったことがあります。忙しさや頑張りすぎが、重なったんですね。当時の私は「しんどい」が口ぐせでした。息子にも寂しい思いをさせていたかもしれません。家族みんなが忙しく、プレッシャーだらけの毎日を送る日本。どこの家庭にも、誰にでも、そんな「しんどい」時期があるのではないでしょうか。

そんなピンチの権田家を救ってくれたのは、「食事」でした。私たちの体も脳も、食事から摂取する栄養素が原動力。バランスのよい食事をとり、必要な栄養素で体を満たせば、脳にも栄養が行き届きます。すると、心身の調子がよくなり、「しんどい」から抜け出せる。それを私たちは身をもって体験しました。

この本では、権田家のその実体験をベースに、「しんどい」を克服するための食事術をご紹介します。みなさんがハッピーで笑顔になるきっかけとなれば、こんなにうれしいことはありません。

目次

鶏肉

ラム肉

レバー・砂肝・ハツ

魚介

▸目次

Part 3 野菜のおかずとスープ……81

Part 4 腸活おかず……93

Part 5

ごはんとめん……101

Part 6

家族のこと。私のこと。……117

この本の使い方

- レシピの材料の分量は、１人分、２人分、３人分など、作りやすい分量になっています。
- 小さじ１＝5㎖、大さじ１＝15㎖です。
- フライパンはフッ素樹脂加工のものを使っています。
- 火かげんは、特に記載がない場合は中火です。
- 材料を洗う、水けをきる、皮をむく、乾物をもどすなどの下ごしらえのプロセスは省略しています。
- 「だし」は昆布とかつお節でとった汁ですが、市販の和風だしのもとを規定量の湯や水でといてもかまいません。
- 材料の分量、加熱時間は目安です。調理器具によっても違いがあるので、様子を見ながらかげんしてください。
- タンパク質量、糖質量は１人分で算出しています。

はじめまして！ごんだゆみです
食育やヨガのインストラクターをやっている一児の母です

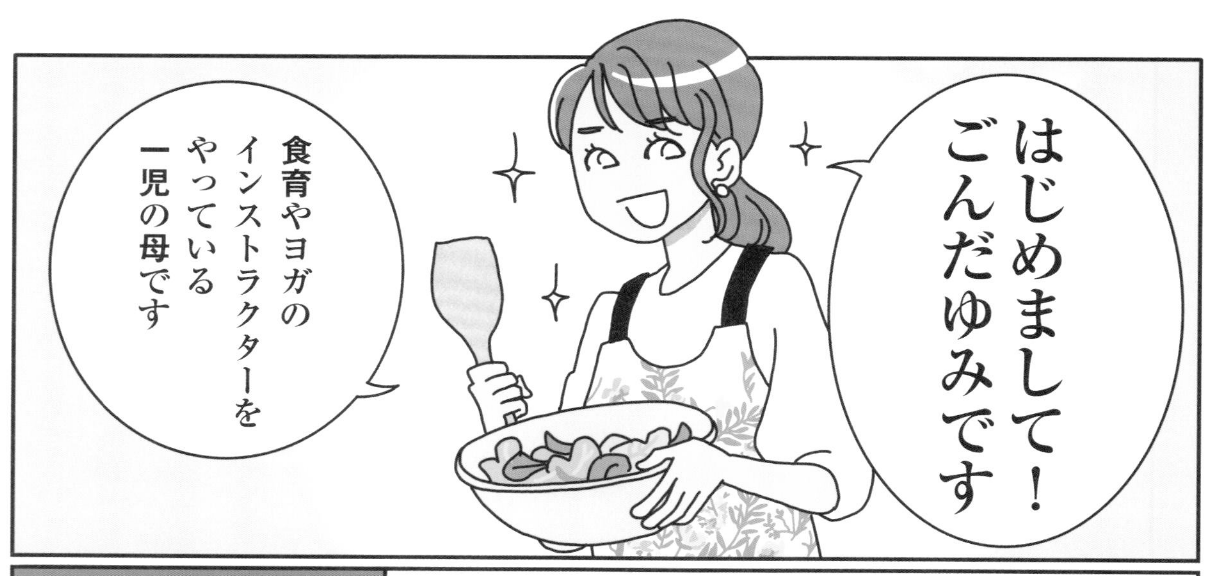

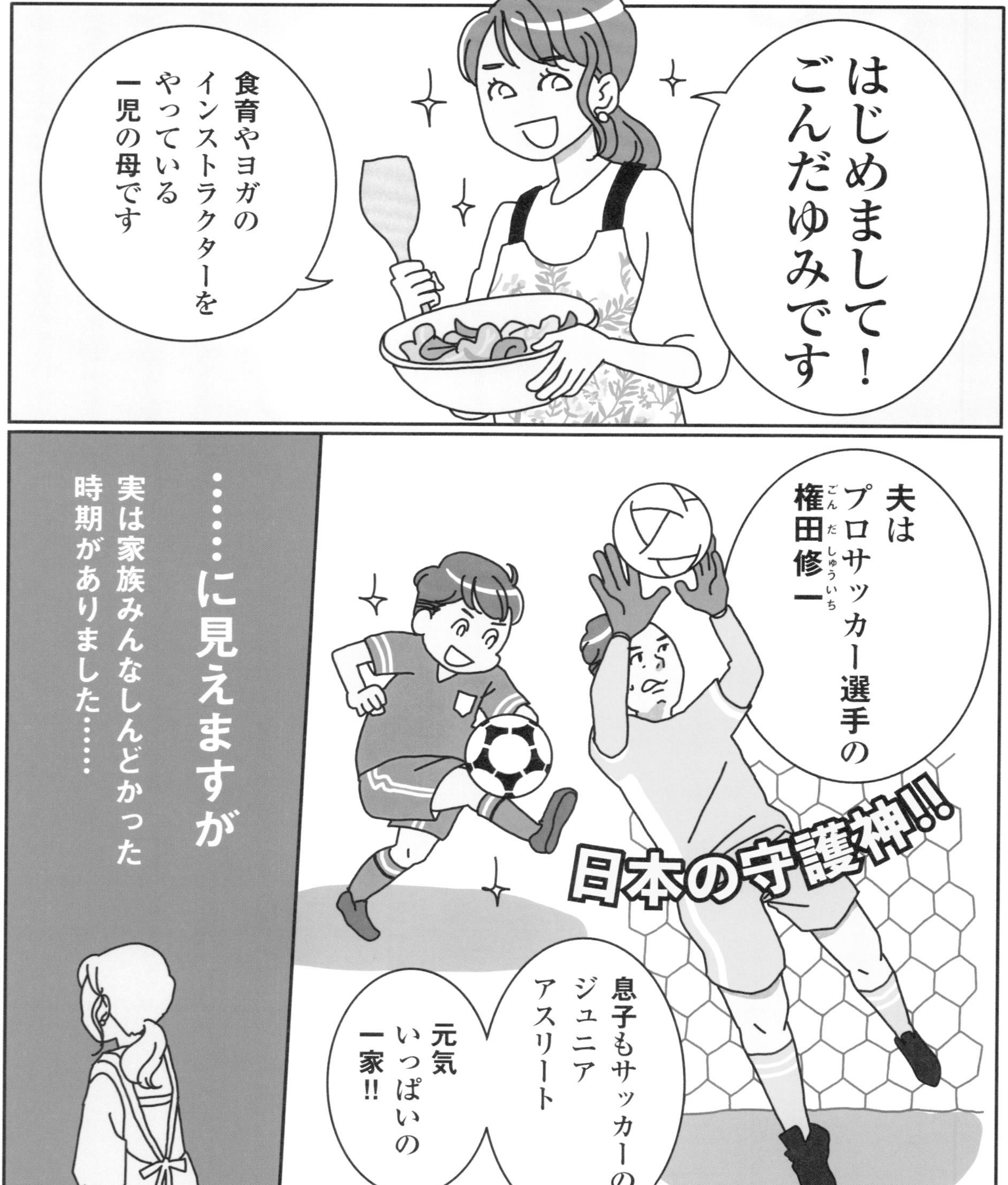

夫はプロサッカー選手の権田修一

日本の守護神!!

息子もサッカーのジュニアアスリート

元気いっぱいの一家!!

……に見えますが

実は家族みんなしんどかった時期がありました……

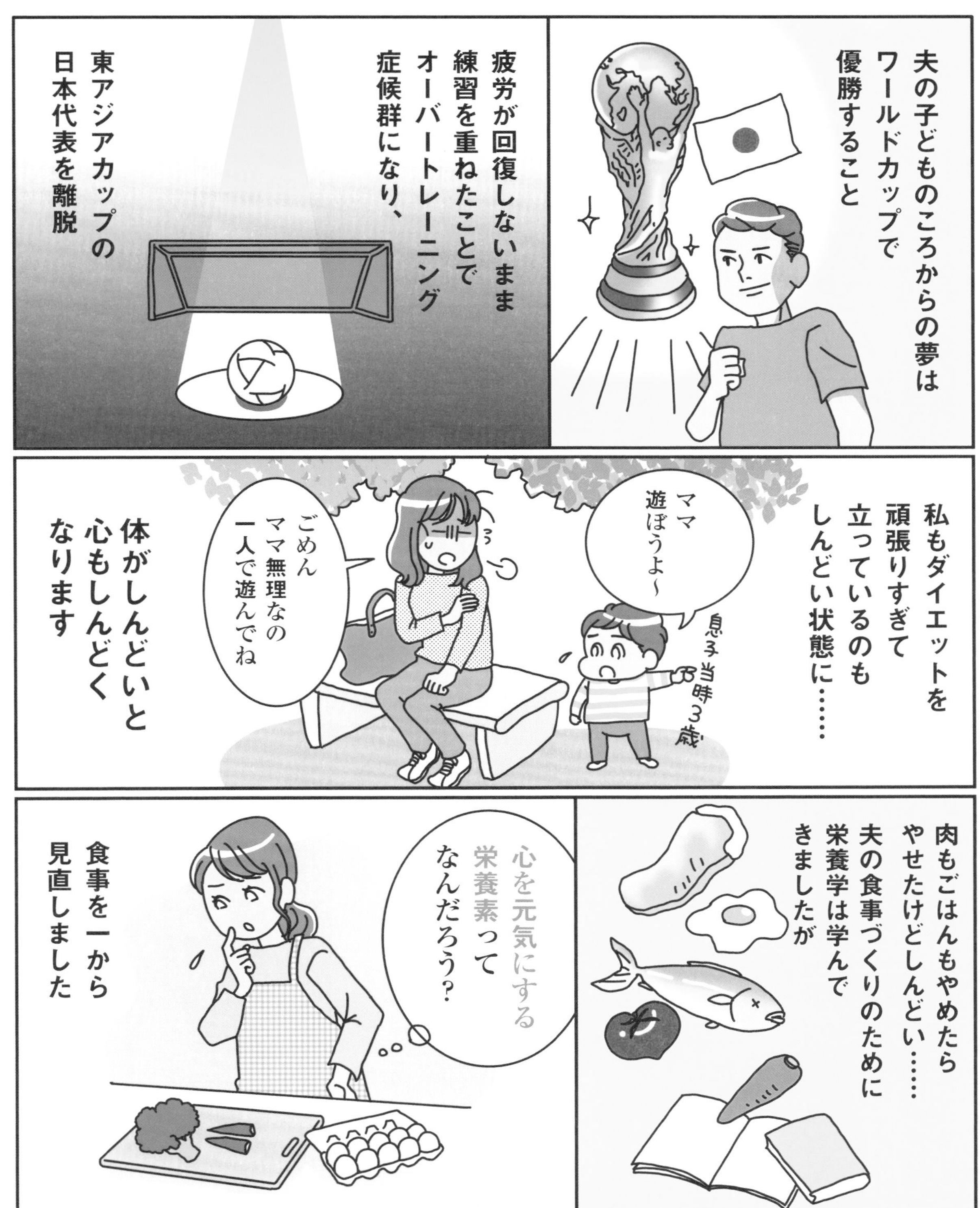

夫の子どものころからの夢は
ワールドカップで
優勝すること
疲労が回復しないまま
練習を重ねたことで
オーバートレーニング
症候群になり、
東アジアカップの
日本代表を離脱
私もダイエットを
頑張りすぎて
立っているのも
しんどい状態に……
ママ
遊ぼうよ～
息子当時3歳
ごめん
ママ無理なの
一人で遊んでね
体がしんどいと
心もしんどく
なります
肉もごはんもやめたら
やせたけどしんどい……
夫の食事づくりのために
栄養学は学んで
きましたが
心を元気にする
栄養素って
なんだろう？
食事を一から
見直しました

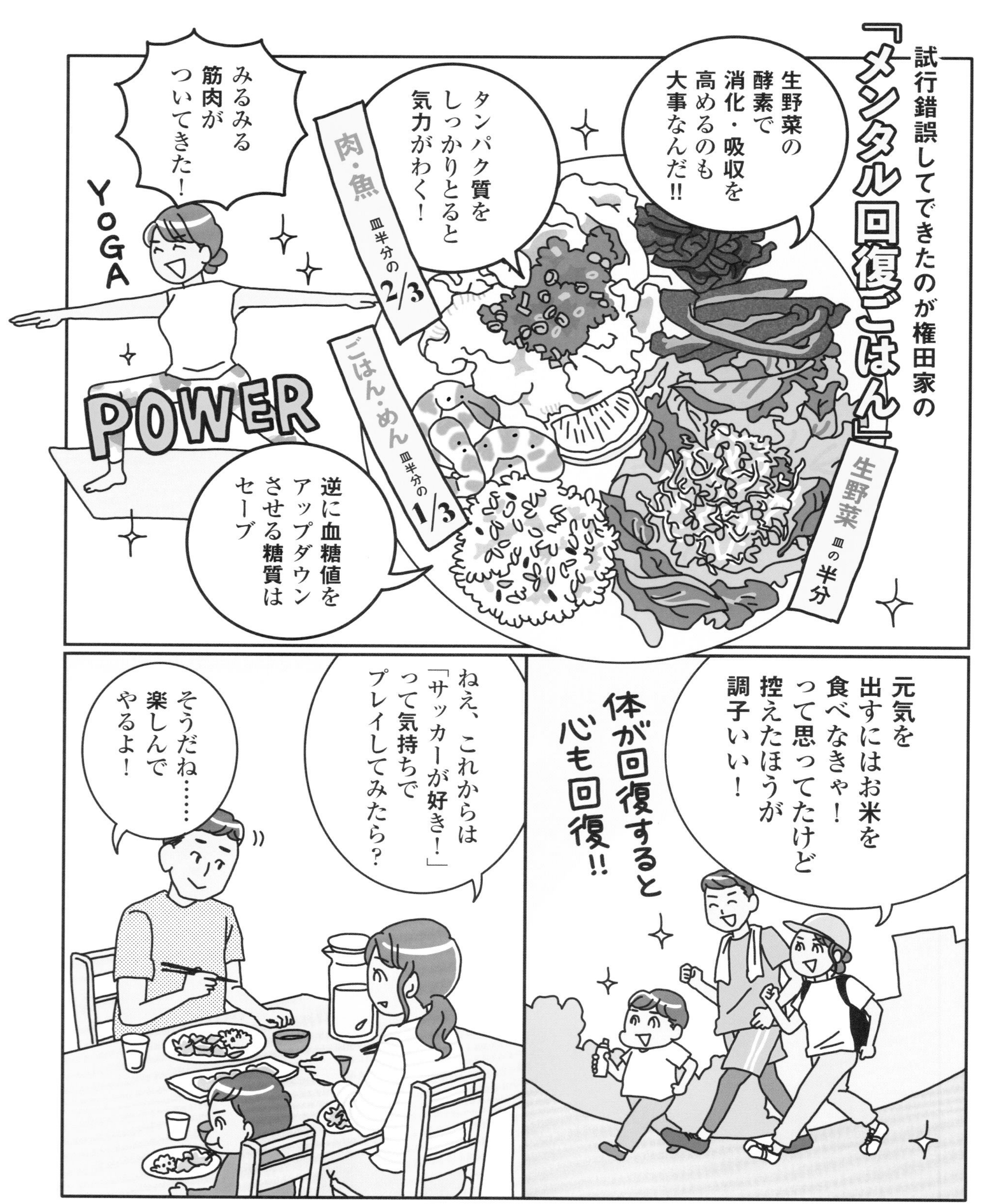
試行錯誤してできたのが権田家の
『メンタル回復ごはん』
生野菜の酵素で消化・吸収を高めるのも大事なんだ!!
タンパク質をしっかりとると気力がわく!
みるみる筋肉がついてきた!
YOGA
POWER
肉・魚 皿半分の2/3
ごはん・めん 皿半分の1/3
生野菜 皿の半分
逆に血糖値をアップダウンさせる糖質はセーブ
元気を出すにはお米を食べなきゃ!って思ってたけど控えたほうが調子いい!
体が回復すると心も回復!!
ねえ、これからは「サッカーが好き!」って気持ちでプレイしてみたら?
そうだね……楽しんでやるよ!

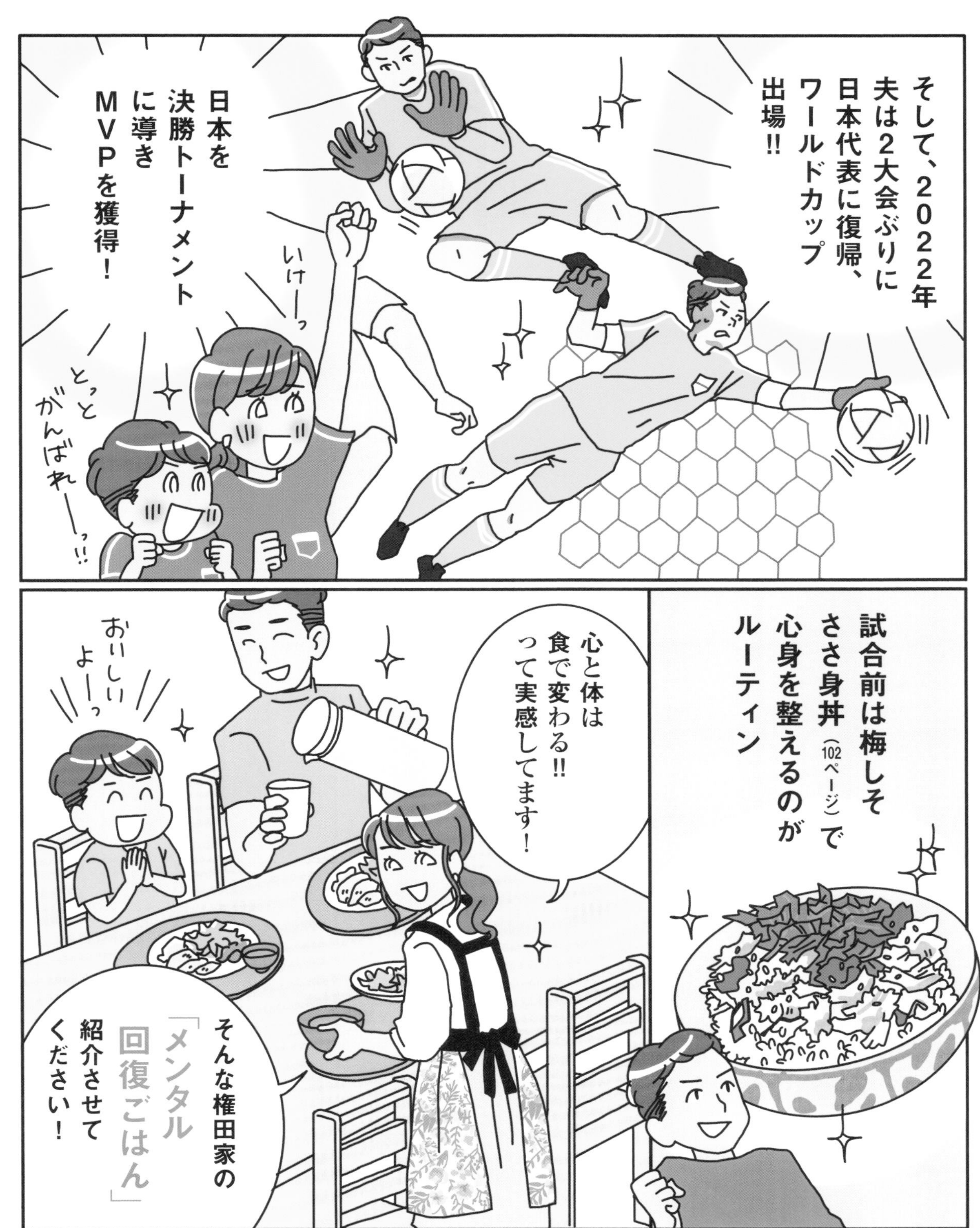
そして、2022年
夫は2大会ぶりに
日本代表に復帰、
ワールドカップ
出場!!
日本を
決勝トーナメント
に導き
MVPを獲得！
いけーっ
とっと
がんばれーっ!!
試合前は梅しそ
ささ身丼（102ページ）で
心身を整えるのが
ルーティン
心と体は
食で変わる!!
って実感してます！
おいしい
よーっ
そんな権田家の
「メンタル
回復ごはん」
紹介させて
ください！

家族のメンタルは、ごはんで整えられます。

疲れているのが当たり前。気づけばメンタルも不調に

21歳で、サッカー選手の夫と結婚して以来、日々の食事づくりは私が担当しています。もともと料理が得意だったというわけではないんです。もう全然！ずっと実家暮らしで、結婚当時はレタスとキャベツの違いすらあやしいレベルでした（笑）。栄養に関する知識も全くありません。そこで、夫が所属していたチームの栄養士さんやチームメイトの奥さまに食事や調理方法について教えてもらったり、アスリート向けレシピ本を読んだりして少しずつ勉強しました。

夫はやがて五輪やワールドカップの代表に選ばれるようになり、順調にキャリアを築いていきます。ところが、2015年にオーバートレーニング症候群を発症。体が回復する前に練習を積んだことで、慢性疲労状態になってしまったのです。私も体調を崩し、ついにはメンタルもダウン。幸い、2人とも元気をとり戻したのですが、この経験を通じて、疲労などの体の不調を放置すると心も不調になることを痛感しました。

体調を気にせずにすむと心も自然と上向きになる

その後、あらためて栄養について勉強し、薬膳コーディネーターの資格も取得。試行錯誤の末にたどり着いたのがこの本でご紹介する権田式「メンタル回復ごはん」の食事術。この食事術を実践するようになってから体調を気にしなくてすむようになり、メンタルもいい状態で安定し、〝ご機嫌でパワフルなのが当たり前〟になりました。体を栄養素で満たすことで脳にも栄養が行き届くようになり、メンタルも上向きになったのでしょう。

いま、夫も息子も心身ともにすこやかです。体はもちろん、家族のメンタルも日々のごはんで整えられる。私たち家族の実体験から、そう断言します！

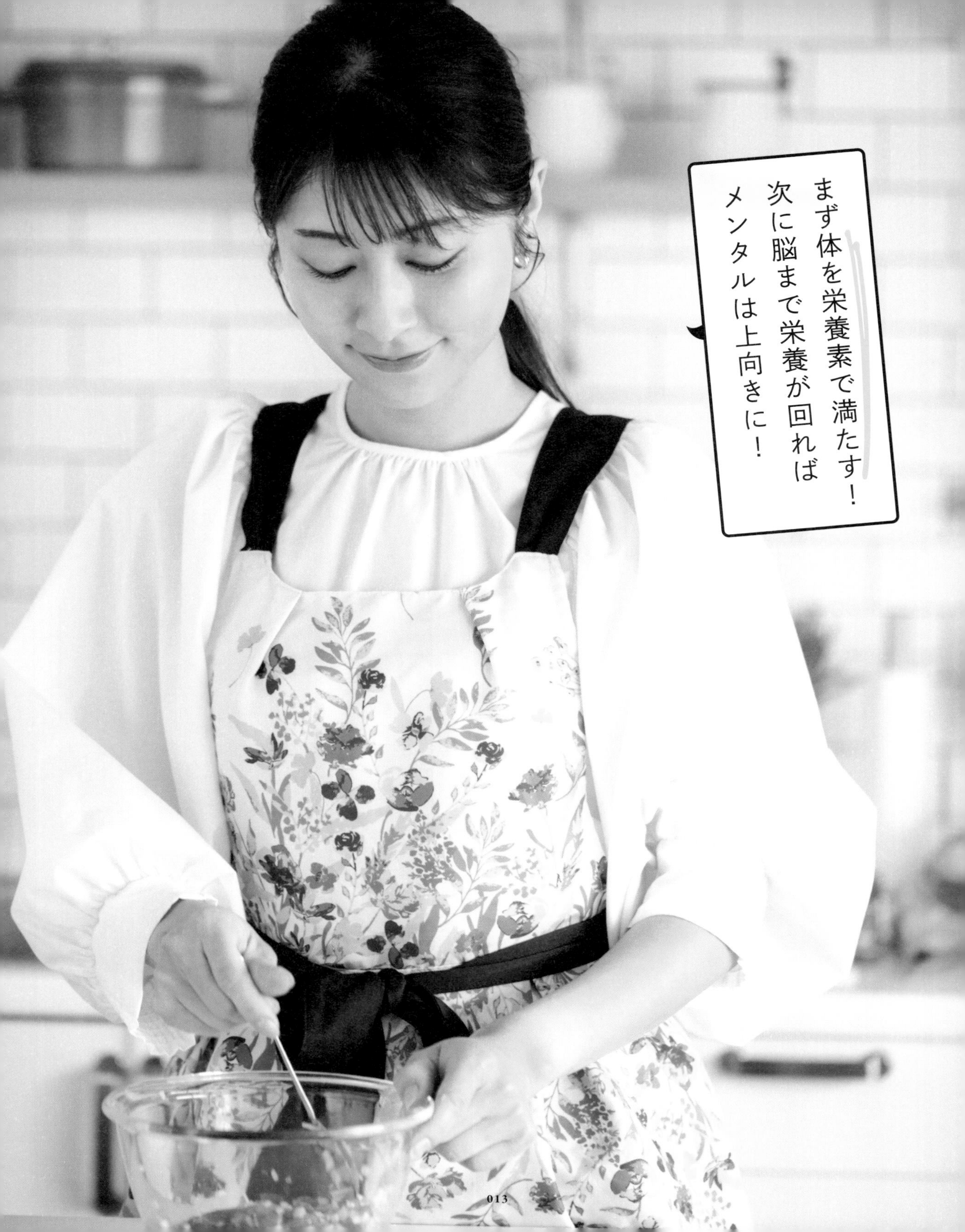
まず体を栄養素で満たす！
次に脳まで栄養が回れば
メンタルは上向きに！

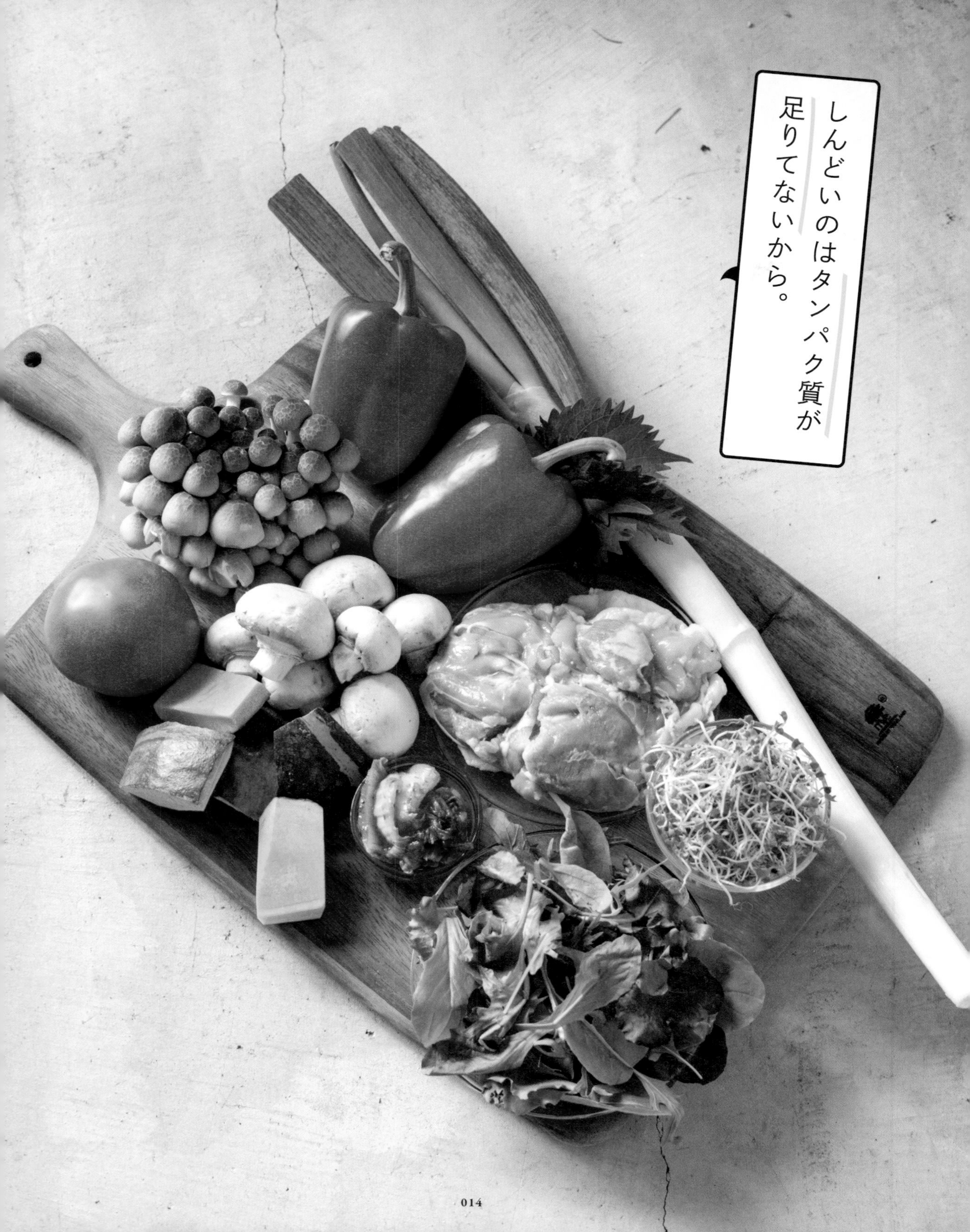
しんどいのはタンパク質が
足りてないから。

食事を栄養素から考えれば
メンタルのダウンは止められる！

タンパク質、鉄、亜鉛。体と脳に必要な栄養素をとる

「疲れやすい」「集中力ややる気が低下している」。そんな〝しんどさ〟を抱えているのなら、それはタンパク質不足のサインかもしれません。タンパク質を構成するアミノ酸は、メンタルヘルスに関わる神経伝達物質やホルモンの材料にもなる重要な栄養素。〝幸せホルモン〟と呼ばれるトリプトファンは、肉・魚・卵からタンパク質をバランスよく、毎食摂取することで補えます。しんどさ対策には、まずは、肉・魚・卵をしっかり食べることから始めてみてください。

鉄と亜鉛もメンタルヘルスの改善に欠かせない栄養素です。鉄には全身に酸素を運ぶ働きがあるため、鉄不足を解消できれば脳にじゅうぶんな酸素が送られるようになり、だるさや眠け、イライラなどが解消します。亜鉛には〝万病のもと〟といわれる体内の炎症を抑えてさまざまな不調を予防・改善する効果があります。このほか、DHA、EPAも積極的に摂取したいところ。どちらも青背魚に多く含まれる油の成分で、脳の機能維持に役立つとされています。

腸活で栄養の吸収力アップ！糖質は控えめが正解

きのこ類、海藻類、キムチ、みそ、納豆などの腸活食材もメンタルの回復には欠かせません。腸内環境が整って消化・吸収がスムーズになり、栄養素をきちんと吸収できるようになります。

反対に控えたいのが糖質です。糖質の過剰摂取は血糖値を乱高下させ、メンタルも疲弊させます。糖質が多いごはんやめん類は食べすぎと食べる順番に注意を。

私たちの体は、日々の食事からできています。食事を栄養素から考え、体を栄養素でじゅうぶんに満たすことができれば、〝しんどい〟が解消。メンタルのダウンを止められます！

食事はルーティンでいい。頑張らなくていい。

食事づくりのせいで笑顔をなくさないで

心身ともに充実した状態でいるには、栄養バランスのよい食事を毎食とることが大切です。でも、だからといって頑張りすぎないでください。日々の食事づくりのために、つくり手であるあなたの笑顔が消えてしまったら、本末転倒です。食事づくりはルーティンでOK！　システム化して時短をめざしましょう。

権田式「メンタル回復ごはん」では、栄養素からメニューを考えます。タンパク質が豊富な肉か魚のおかずをメインに、ビタミンやミネラル、消化酵素がとれる生野菜をたっぷり、糖質の多いごはんやめん類は少なめに。割合については24ページからご説明しますね。不足する栄養素がある場合は小鉢などをプラス。

メインの食材は、1週間単位で豚肉・鶏肉・魚介類をローテーション。献立を考えるのもラクになり、栄養のかたよりも防げますよ。生野菜はサラダでとり、野菜の種類は固定！　スプラウトやベビーリーフを活用し手間も省きます。

システム化して負担を軽減。食事が変われば心も変わる

食べる人もつくる人も「しんどい」から解放されるのが、権田式「メンタル回復ごはん」。システムを整えてから、夫も私も、体調やメンタルがみるみる改善、肌も驚くほどきれいになりました！「必要な栄養を食事でしっかりとれている」という自信も、メンタルの安定に一役買っていると感じています。

食生活をすぐ変えるのは難しいなら、「肉・魚からタンパク質をとる」「生野菜は絶対に添える」「ごはんは最後に」など、とり入れやすいところから始めてみてください。食事が変われば、心も体も必ず変わります。ラクにおいしく食べて、家族も、そしてあなたも、元気にハッピーになりましょう！

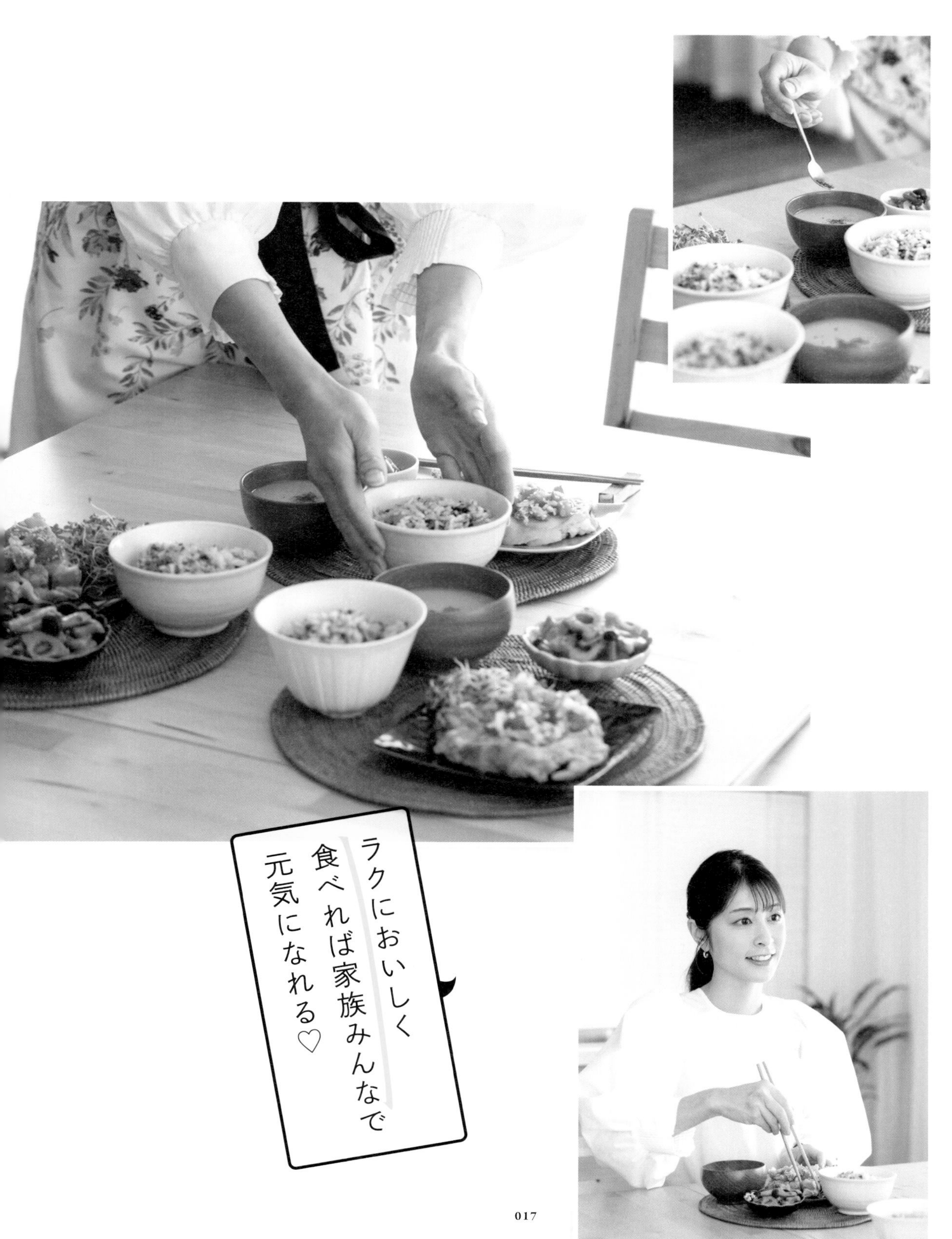
ラクにおいしく
食べれば家族みんなで
元気になれる♡

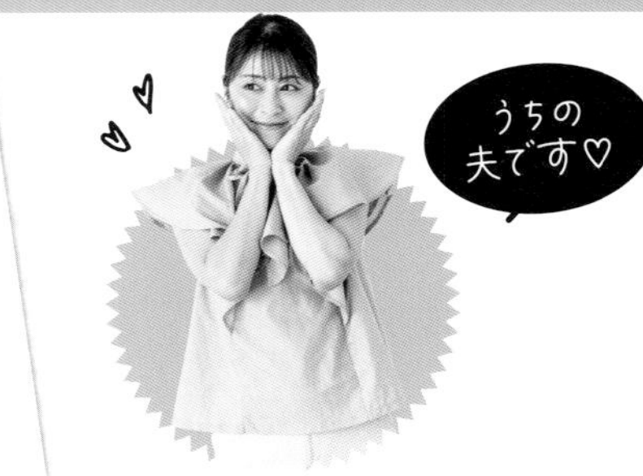

ちょっとやそっとじゃ風邪ひかない、ケガしない。回復も速い。安心感をくれる。

妻の料理が僕と息子を強くしてくれる。

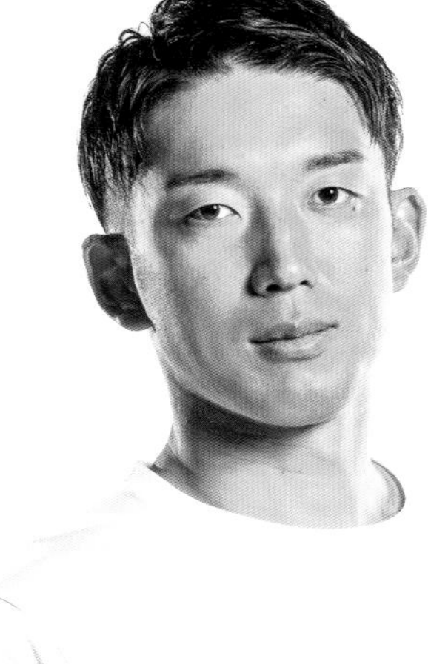
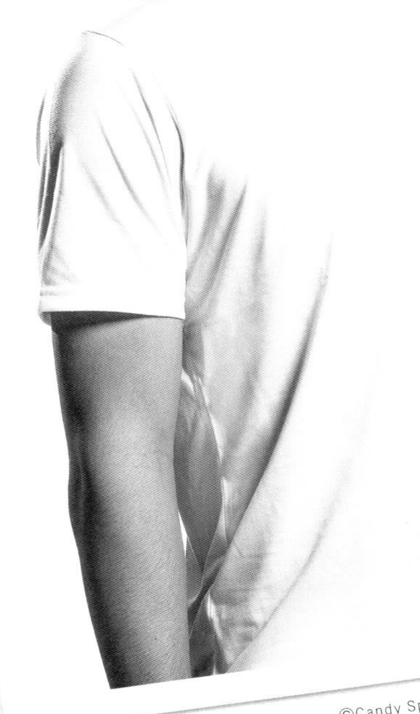

©Candy Sports International

権田修一選手 Special Interview

妻と結婚を決めたとき、彼女はまだ大学生でした。僕はすでにプロサッカー選手でしたから、フィジカル強化や体調を整えるうえで食事が非常に重要であることはよく理解していました。だから妻には、「結婚したら栄養バランスを考えた食事をつくってほしい」とお願いした記憶があります。

妻は料理経験が特別あるわけでも、栄養学を学んでいたわけでもなかったので、最初はとても大変だったと思います。

それでも、僕がアスリート向けのレシピ本を渡して「こういう食事にしてほしい」とリクエストすればすぐに実践してくれました。僕が所属していたチームの栄養士さんやチームメイトの奥さんにも、プロアスリートに必要な栄養について熱心に教わっていました。それからずっと、僕の食事づくりは、彼女に任せています。

捻挫で全治3週間の診断。妻の料理のおかげで、10日で復帰できた

「ふくらはぎが張っている感じがする」「疲れがたまっている」など、自分のコンディションは常に妻に伝えています。すると妻が、その時期の練習量もふまえたうえで、コンディションを整える料理をつくってくれるんです。日々の食事で体のベースができているおかげでケガはかなり少ないほう。ケガをしても回復が速く、捻挫で全治3週間と診断されても、10日くらいで復帰できるのです。

フィジカルだけでなくメンタルも、妻の料理に助けられている部分は大きいと思います。ゴールキーパーは、わずかなミスが負けにつながるポジションです。悔しくてたまらないときも、自信を失いそうになるときもあります。そんなとき、どれだけおいしいものを食べても、おもしろい映画を観ても、メンタルは回復しません。「サッカーによってできた心の傷は、サッカーで上達し、勝つことでしか癒やせない」というのが僕の持論です。

でも、サッカーでの勝利も上達も、体の調子が整っていて初めて実現できます。調子が悪ければ、いざというときに力を発揮できません。ケガもしやすくなるし、メンタルもますます弱って悪循環に陥ってしまうでしょう。体と心はリンクしています。だからこそ、日々の食事で体を整えておくことが、結果としてメンタルの回復を助けてくれる。食事は体の、ひいては心の土台だと思っています。

僕にとって、彼女が最高の栄養の教科書、最高のシェフ

結婚して以来、栄養の勉強をずっと続けてくれている妻は、僕の栄養の教科書のような存在。しかもその教科書は、常に新しい知見をとり入れてアップデートされ、僕と息子の体調やメンタル、嗜好に合わせて柔軟に対応してくれる特別製なんです。たとえば、僕や息子がラーメンを食べに行きたいと急に言ったら、妻は「いいよ」と言ってくれます。そして、ラーメンを食べることで過剰になったり不足したりする栄養素を、その前後の食事でカバーしてくれる。僕が苦手なにんじんも、極力使わないでくれるのも助かっています（笑）。

僕にとって彼女は、最高の栄養の教科書であり、最高のシェフ。「妻の料理を食べていれば大丈夫」という安心感があります。2024年に35歳になりますが、いまがいちばん動けると感じています。幸いなことに小学生の息子もとても丈夫で、ちょっとやそっとでは風邪も

梅しそささ身丼は、昔からの勝負めし。単身赴任になったら、困りますね（笑）

ひきません。妻の料理が、僕と息子を強くしてくれるんです。夜に息子と2人で、「お母さんが料理上手でよかったね」なんて話をすることもあります。

3カ月の一人暮らしで妻の料理の効果を実感しました

試合前は、妻考案の「梅しそささ身丼」を食べるのがルーティンになっています。塩昆布入りのごはんに、梅干しであえた鶏のささ身と青じそがのっていて、これを食べるとパワーと集中力が出る。試合場所や開始時間によっては、おにぎりにしてもらうことも。昔からの僕の勝負めしです。

妻の料理は僕にとって「ないことが想像できないもの」です。けれど、ポルトガルで3カ月間だけ一人暮らしになったとき、妻の料理がない生活を体験しました。僕は基本的に料理をしないので、必然的に外食やテイクアウトが中心になります。自分なりに栄養バランスを考えてはいたものの、あっという間に倦怠感におそわれて肌もボロボロ、メンタルにもかなり影響がありました。そのとき、妻の料理の効果と、体調がいいことのありがたさをあらためて実感しました。今後、単身赴任しないといけない状況になったらどうするか……？困りますね。どうしよう（笑）。

ただ、妻とも話すのですが、いまの食事が完成形だとは思っていないんです。栄養学は常に進化しています。だから、わが家の食事術もどんどんアップデートされていくはず。これからも妻の料理を食べて心身を整えながら、家族それぞれが自身の目標を実現できるよう、お互いに自立しつつも助け合っていきたいと思っています。

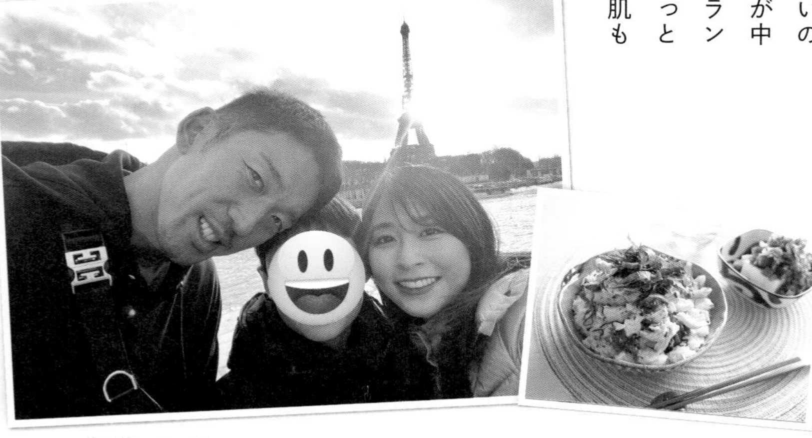

権田修一 Profile

1989年生まれ、東京都出身。さぎぬまSC、FC東京U-15、FC東京U-18、FC東京、SVホルン（オーストリア）、サガン鳥栖、ポルティモネンセSC（ポルトガル）を経て、2021年より清水エスパルスに所属。2022年のW杯で代表に選ばれ、好セーブを連発。ドイツ戦でMVPに相当するプレイヤー・オブ・ザ・マッチに選ばれた。

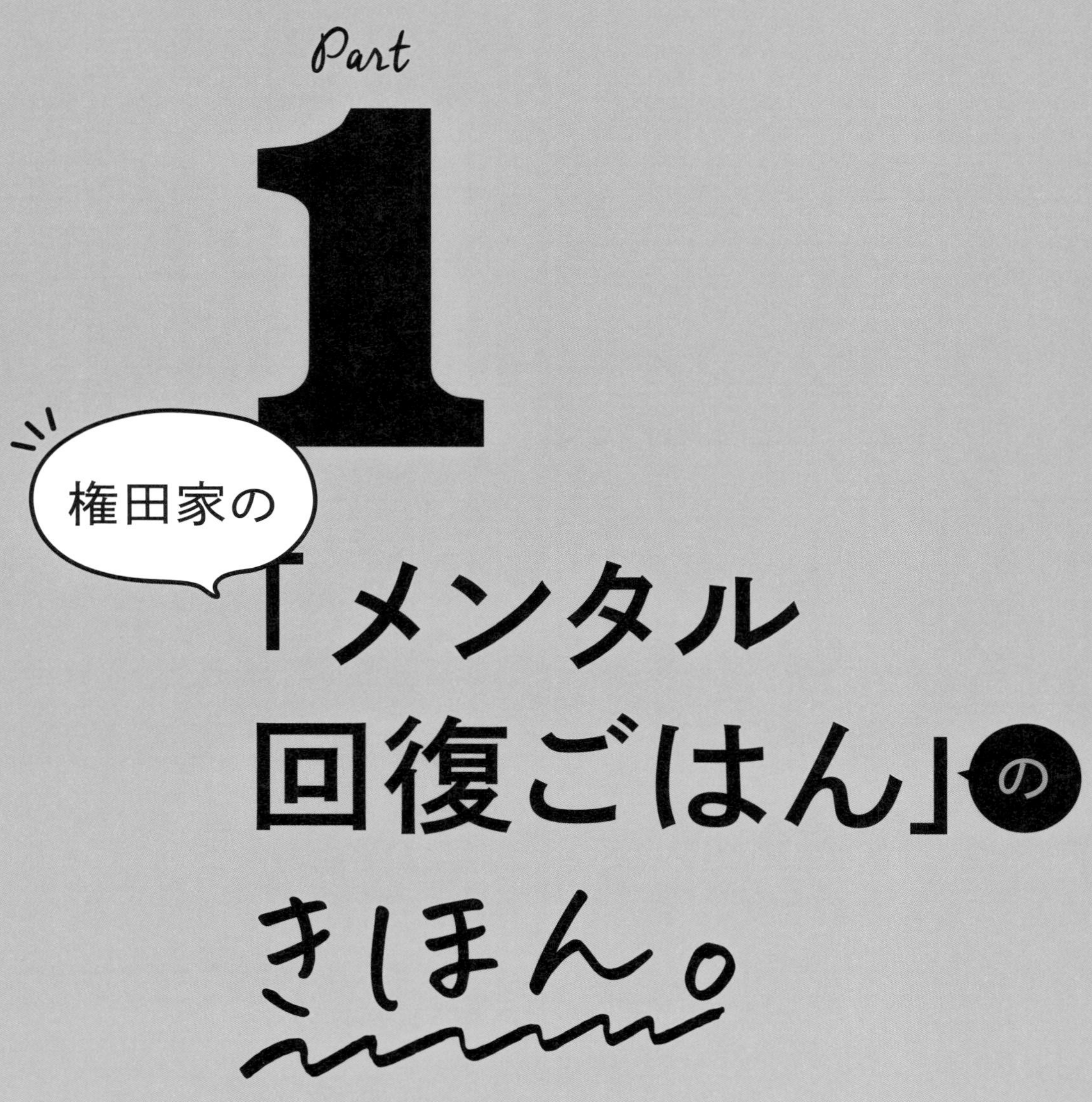

心と体の元気をとり戻すには、
食事を栄養素から考えることがいちばん重要！
体を栄養で満たせば、心もどんどん回復します。
Part1では、わが家の元気を復活させた
食事のコツをお伝えします。

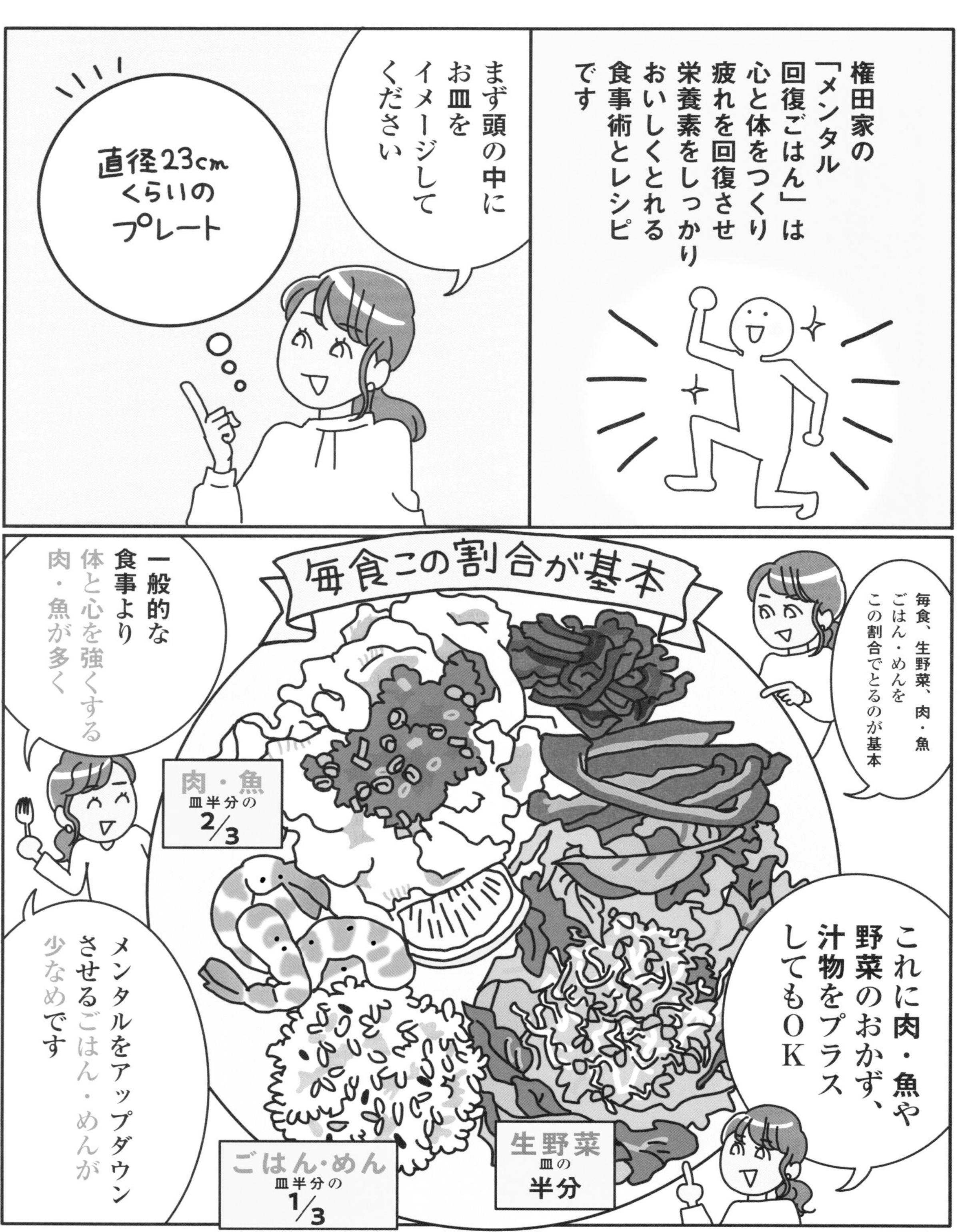
権田家の「メンタル回復ごはん」は心と体をつくり疲れを回復させ栄養素をしっかりおいしくとれる食事術とレシピです
まず頭の中にお皿をイメージしてください
直径23cmくらいのプレート
毎食この割合が基本
毎食、生野菜、肉・魚ごはん・めんをこの割合でとるのが基本
一般的な食事より体と心を強くする肉・魚が多く
肉・魚
皿半分の
2/3
メンタルをアップダウンさせるごはん・めんが少なめです
これに肉・魚や野菜のおかず、汁物をプラスしてもOK
ごはん・めん
皿半分の
1/3
生野菜
皿の
半分

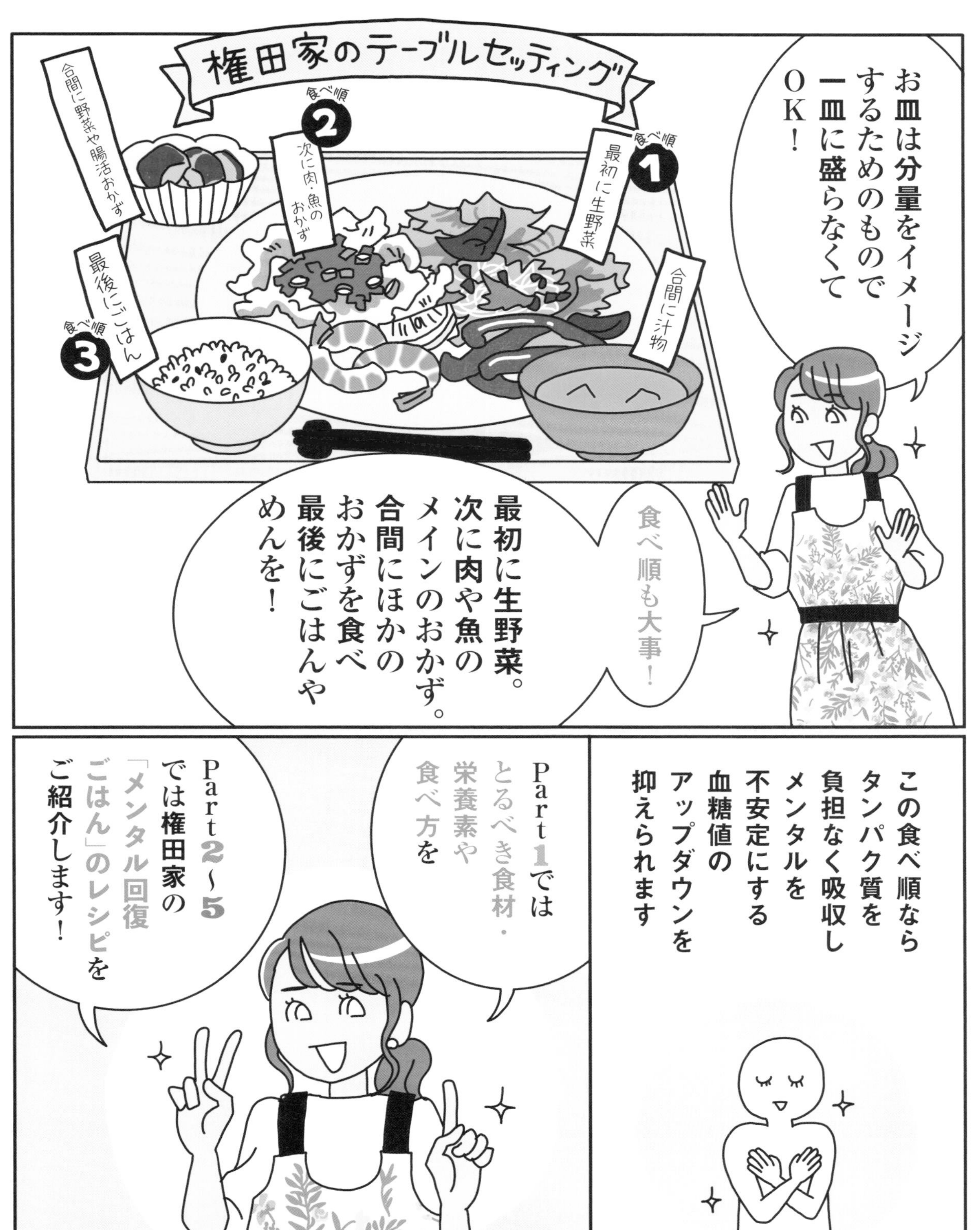
お皿は分量をイメージするためのもので一皿に盛らなくてOK！
権田家のテーブルセッティング
食べ順1 最初に生野菜
食べ順2 次に肉・魚のおかず
合間に野菜や腸活おかず
合間に汁物
食べ順3 最後にごはん
食べ順も大事！
最初に生野菜。次に肉や魚のメインのおかず。合間にほかのおかずを食べ最後にごはんやめんを！
この食べ順ならタンパク質を負担なく吸収しメンタルを不安定にする血糖値のアップダウンを抑えられます
Part1ではとるべき食材・栄養素や食べ方を
Part2～5では権田家の「メンタル回復ごはん」のレシピをご紹介します！

6つのきほん。

わが家で実践している、心と体を元気にする食事術。その「6つのきほん」をお伝えします。できるところから試してみてください。

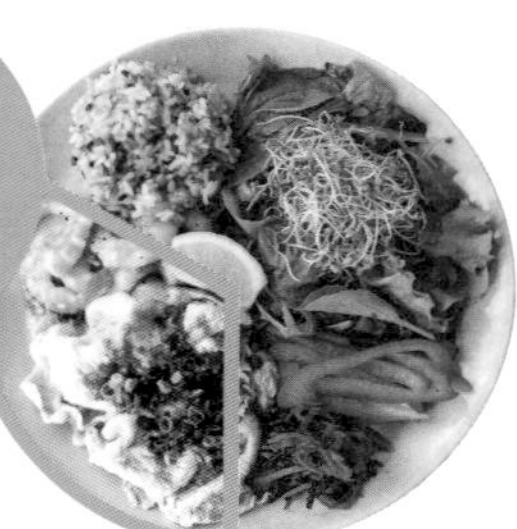

肉・魚は皿半分の2/3

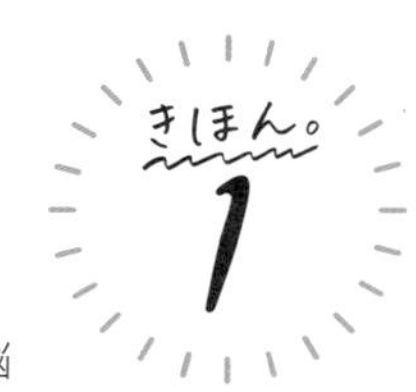

きほん。1 毎日、肉＋週3、魚で幸せホルモンを出す！

心と体の回復にまず必要なのは、タンパク質。筋肉や脳の細胞をつくり、幸せホルモンことセロトニンの合成に必要な栄養素です。肉or魚を毎食とるのが最重要！

くわしくはp.28

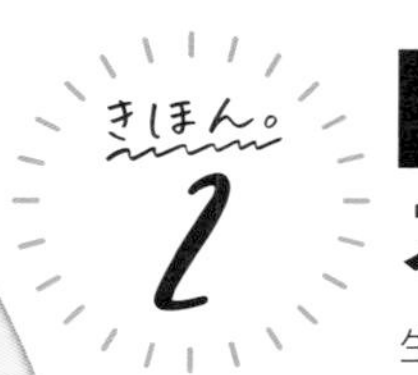

生野菜は皿半分

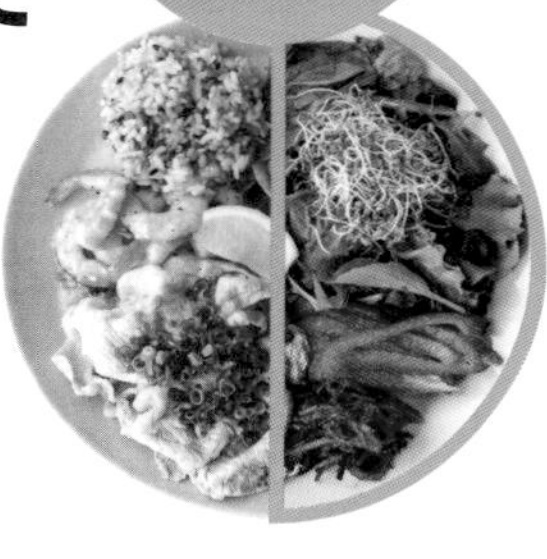

きほん。2 生野菜ファーストでストレスを減らす！

生野菜を最初に食べるのが権田家の鉄則。食物繊維がメンタルを不安定にする血糖値の急上昇を抑え、酵素が肉や魚の消化を促進。心身の回復を助けるビタミンも豊富。

くわしくはp.36

きほん。3 ごはん・めんでおなかを満たすのをやめるとやる気が出る

ごはんやめんに多く含まれる糖質の摂取をコントロールすると、血糖値の乱高下からのメンタルのダウンを防止！意欲低下を招くとされる脳の糖化も防げてやる気が復活。

くわしくはp.38

プレートを胃袋と考え、食材の割合のイメージを覚えるとラク！

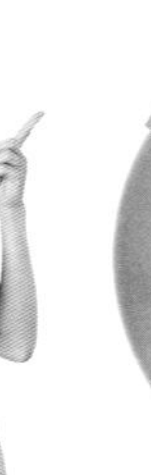

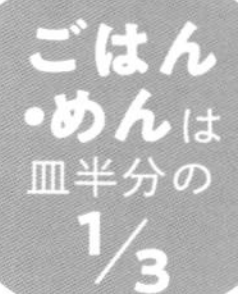

ごはん・めんは皿半分の1/3

しんどいをリセットする

権田式「メンタル回復ごはん」

腸から心を元気に!

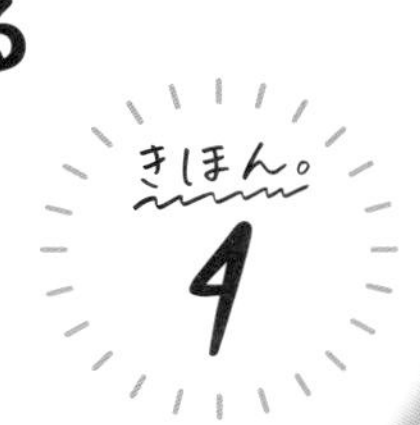

腸活食材のちょい足しでメンタルを安定させる

腸は「第 2 の脳」ともいわれ、腸内環境が整うと心も整います。きのこ、海藻、発酵食品などの腸活食材をごはんにちょい足しすると、無理なくおいしく摂取できます。

くわしくはp.40

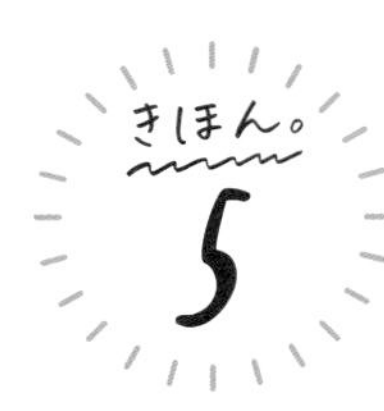

脳にいい栄養素をとる

メンタルの安定には、脳にいい栄養素をとることも重要です。特にDHA・EPA、鉄、亜鉛は脳の機能維持・向上に不可欠。体内では合成できないので積極的にとりましょう。

くわしくはp.42

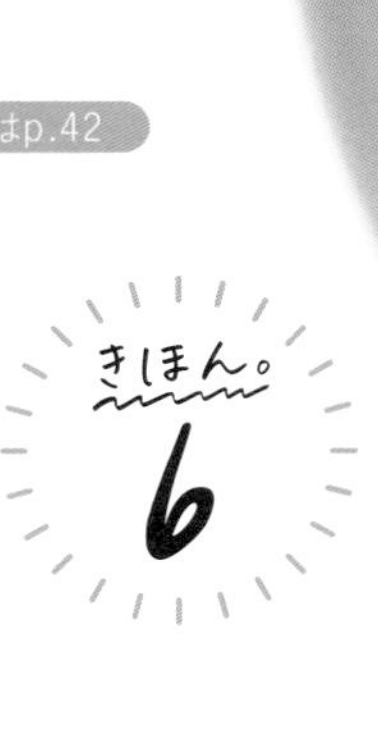

土日はチートDay! なんでも食べてOK!

揚げ物やお菓子などには、回復を妨げる酸化した油や、心を不安定にする大量の糖質が。権田家では平日は控えていますが、そのかわり土日は解禁！ ストレスがたまりません。

くわしくはp.43

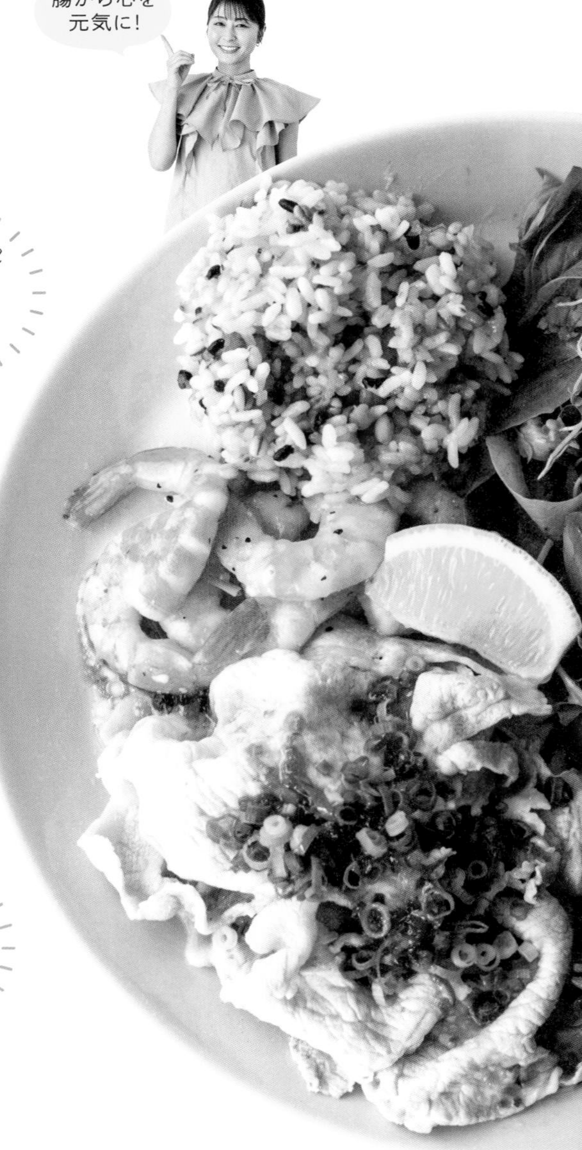

食べ順

＼実は！／
メンタルの回復には
「食べ順」が
大事なんです！

最初に
生野菜を食べる

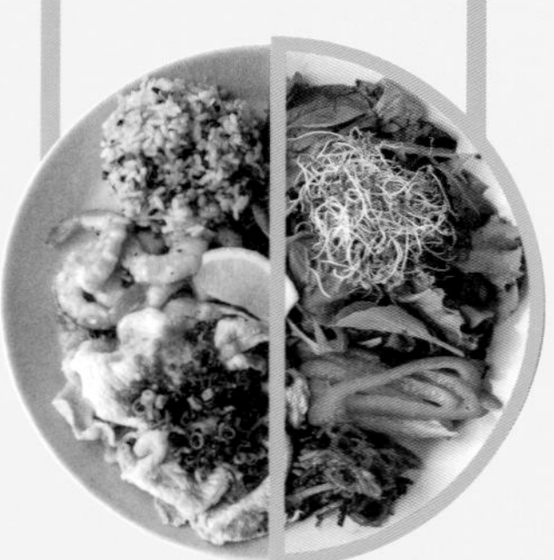

空腹の状態でごはんやめんを食べると、
糖質が一気に吸収されて血糖値が大きく上がり、
そのあと急激に下がります。
すると交感神経が刺激されて自律神経が乱れ、
メンタルも不安定になってしまうのです。
だからこそ、メンタルの回復には「食べ順」が大切。
生野菜を最初に食べましょう。生野菜の消化酵素には
タンパク質の消化を促進効果、食物繊維には糖質の吸収を
遅くする効果があるので、次に肉・魚などのおかずを
しっかり食べれば、ごはんやめんを食べすぎずにすみ、
血糖値の急上昇を防げます。

食べ順で、血糖値のアップダウンが
こんなに変わるんです！

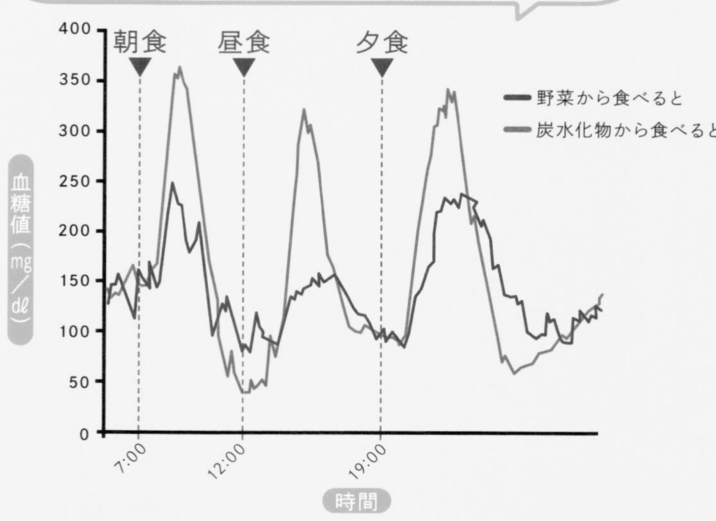

大阪府立大学　「糖尿病の1症例における野菜から摂取した日と炭水化物から摂取した日の血糖変動」から作成

権田式「メンタル回復ごはん」の

合間にそのほかのおかずや汁物を食べる

次に

肉・魚のおかずを食べる

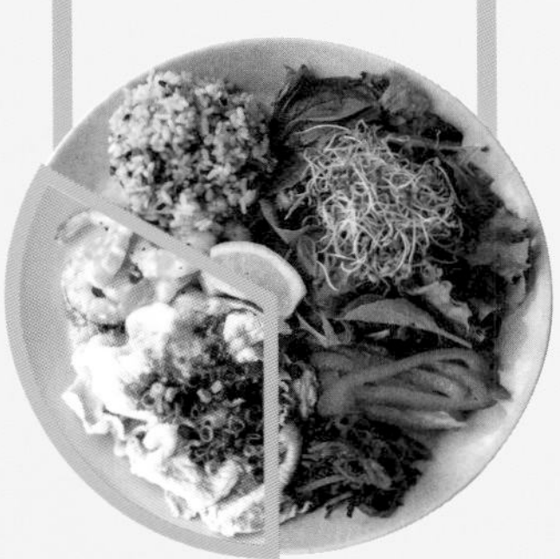

合間にそのほかのおかずや汁物を食べる

できるだけ最後に

ごはん・めんを腹8分目まで

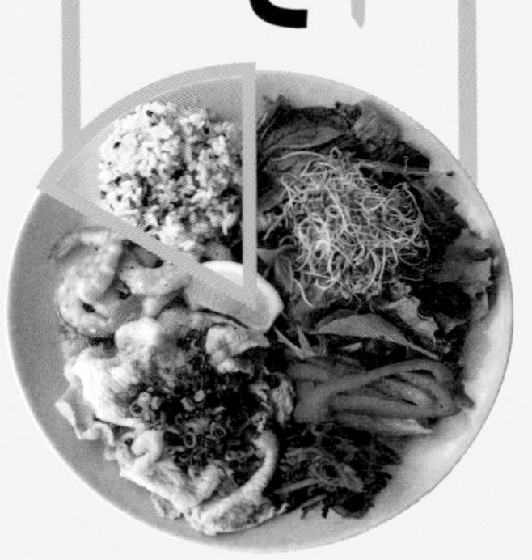

きほん。
1

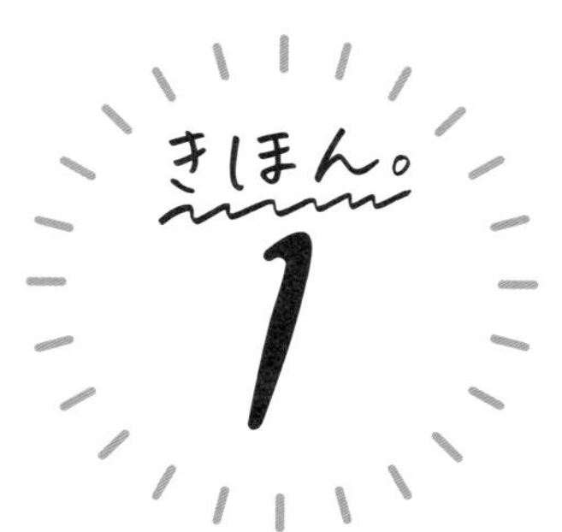

毎日、肉 ＋週3、魚（魚介類）で 幸せホルモンを出す！

肉・魚は
皿半分の
2/3

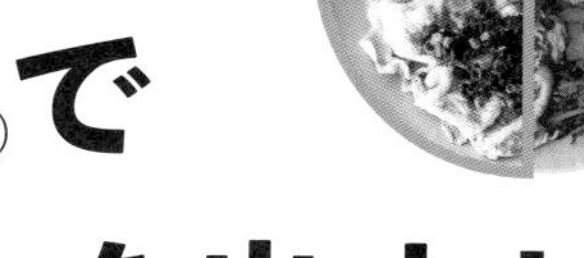

肉のタンパク質は しんどいにいちばん 効きます！

タンパク質は、筋肉、内臓、脳など体のあらゆる器官や、血液の材料になる、重要な栄養素。不足すると体の疲労や炎症、トラブルが回復しにくくなり、メンタルまで「しんどい」状態に。体をつくる必須アミノ酸が豊富に含まれているのが肉。肉を毎日食べてタンパク質をしっかりとる。これを習慣にしてから、筋肉もつきやすくなって体力もつき、「しんどい」と感じる場面がぐんと減りました！

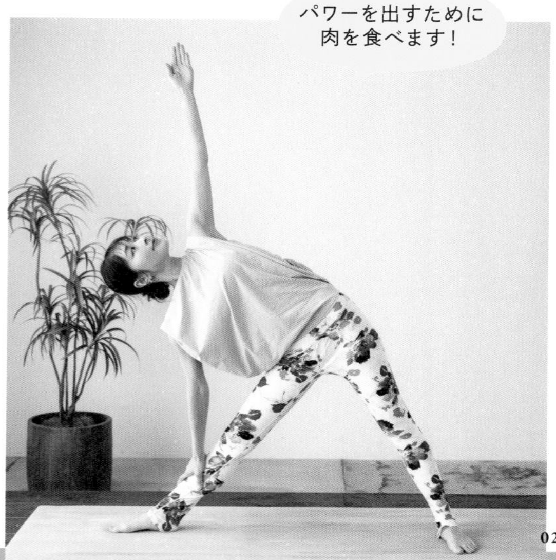

パワーを出すために
肉を食べます！

タンパク質の働き

体と心を整える
神経伝達物質をつくる
免疫力を高める
体をつくる
脳の約40％
筋肉の約80％
骨の約20％
がタンパク質！

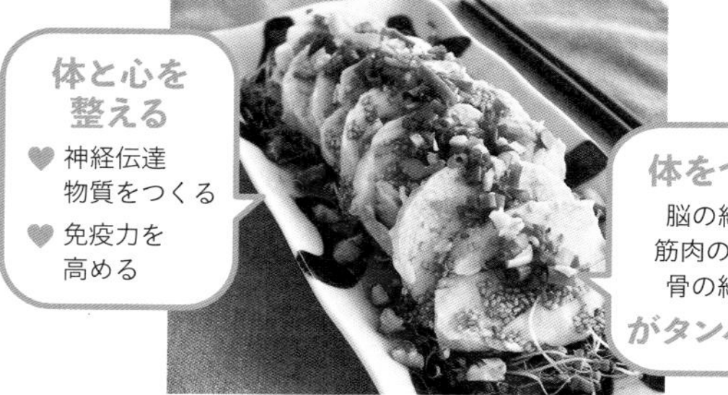

週3で魚をメニューに（例）

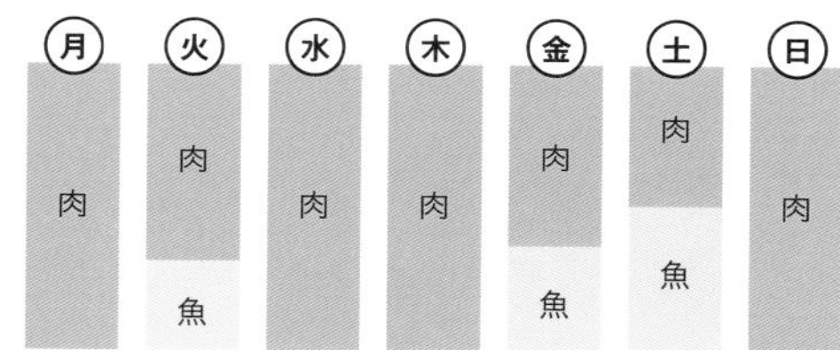

タンパク質がつくる「幸せホルモン」で心が整う！

タンパク質を構成する必須アミノ酸は9種類あり、そのひとつ「トリプトファン」は、脳内物質・セロトニンの合成に不可欠。セロトニンは心を落ち着ける働きがあることから、「幸せホルモン」と呼ばれます。残念ながら、必須アミノ酸は体内で合成できません。タンパク質を毎食摂取してトリプトファンを補い、“いつもご機嫌”をめざしましょう！

100gあたりのタンパク質量	
サラダチキン	約23.8g
とんカツ	約22.9g
ハンバーグ	約20.1g
しょうが焼き	約20.3g
鶏ももの照り焼き	約17.3g
牛ヒレステーキ	約20.8g
あじの塩焼き	約19.7g

肉＋魚のタンパク質は「皿半分の$^{2}/_{3}$」。けっこう多めです！

１日に必要なタンパク質量の目安は、成人女性で体重×1g前後といわれます。体重50kgの人は、１食あたり少なくとも約17gのタンパク質をとる必要があります。ただ、タンパク質量を毎回計算するのはめんどうですよね。そこでオススメしたいのが、直径23cmの「皿半分の$^{2}/_{3}$」を肉と魚で占めるように盛りつけること。肉と魚を別々の器に盛る場合は、肉＋魚のトータルの量が、片方の手のひらとほぼ同じサイズになればOK。肉＋魚が合計約100g以上になり、タンパク質は20g前後とれる計算です。

豚肉、鶏肉、魚介類、ラムやレバーを1週間単位でローテーションする

タンパク質に含まれる必須アミノ酸の種類や量は、食材ごとに異なります。心身のバランスを保つために、いろいろな食材からタンパク質をとるようにしましょう。わが家では豚肉を中心に、鶏肉・魚介類とラムやレバーを１週間単位でローテーションして食べています。献立を決めるのもラクになるのでオススメです。

権田家の
１週間の夕食

月 豚肉＋魚介類

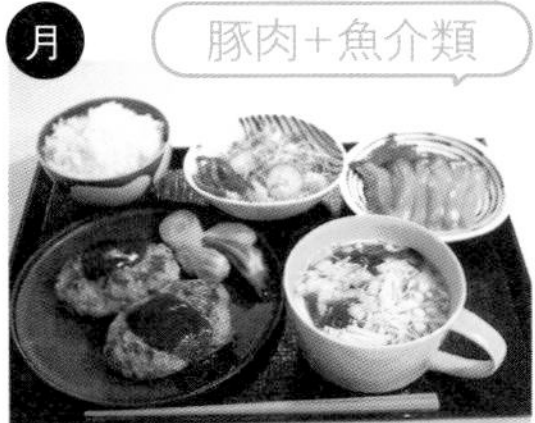

火 鶏肉＋魚介類

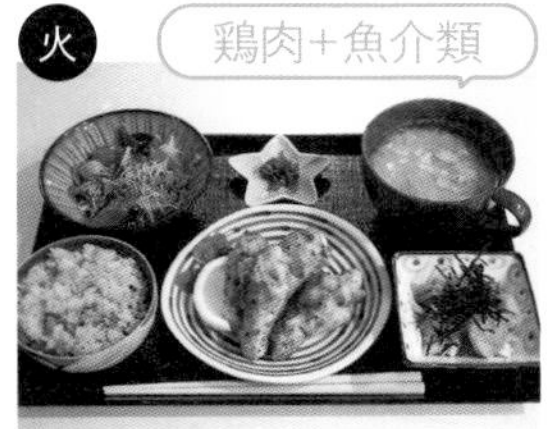

水 ラム肉＋豚肉

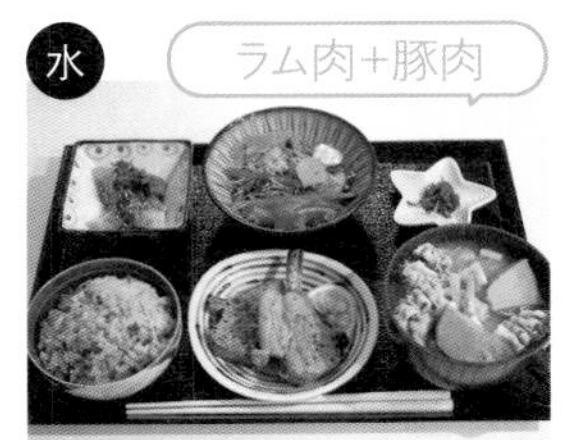

木 魚介類＋豚肉

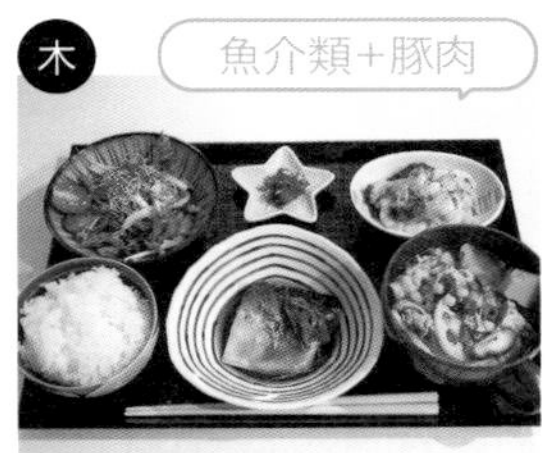

金 豚肉＋魚介類

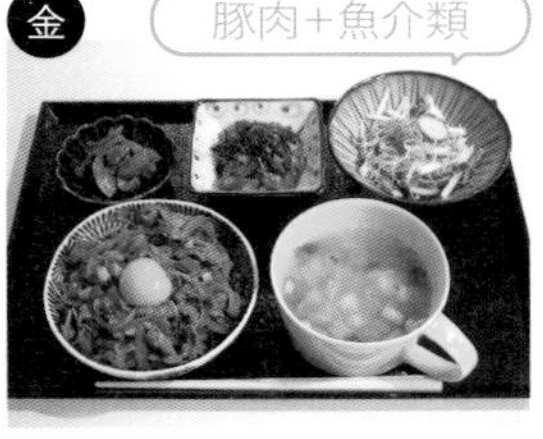

土 レバー＋鶏肉

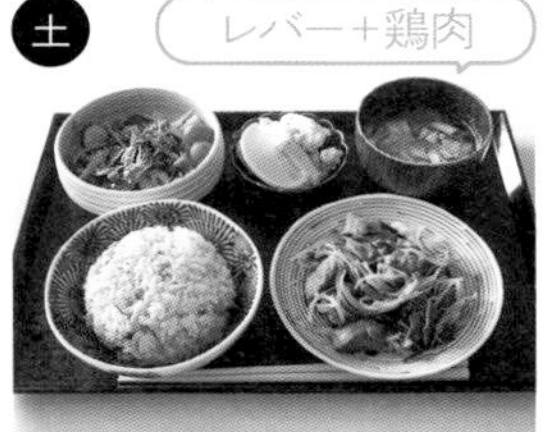

日 鶏肉＋魚介類

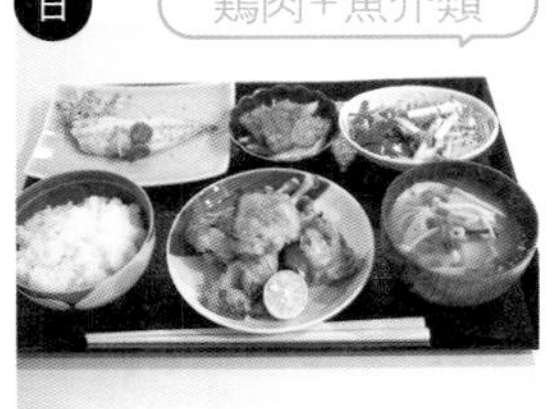

肉の選び方

しんどいに効く

メインは豚肉!

タンパク質＋ビタミンで しんどいがラクになる!

わが家は豚肉をよく食べます。その理由は、「幸せホルモン」ともいわれるセロトニンの合成に必要なトリプトファンとビタミンB_6が豊富だから。ビタミンB群は疲労回復効果も抜群！「今日はなんだか疲れたな」というときこそ、夜ごはんに豚肉を食べて、「しんどい」をその日のうちにリセット。翌朝には体力も気力もフル充電！

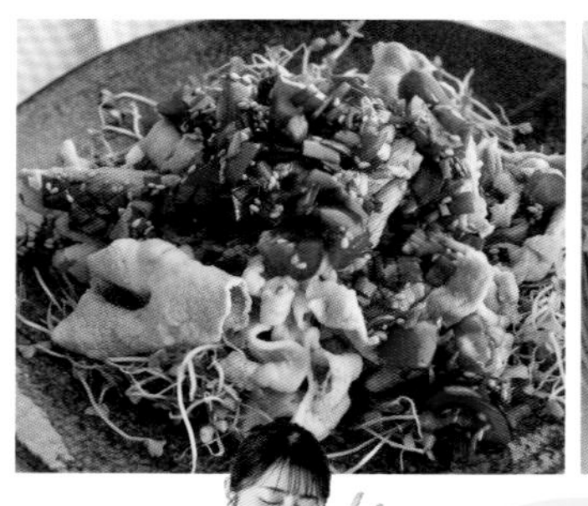

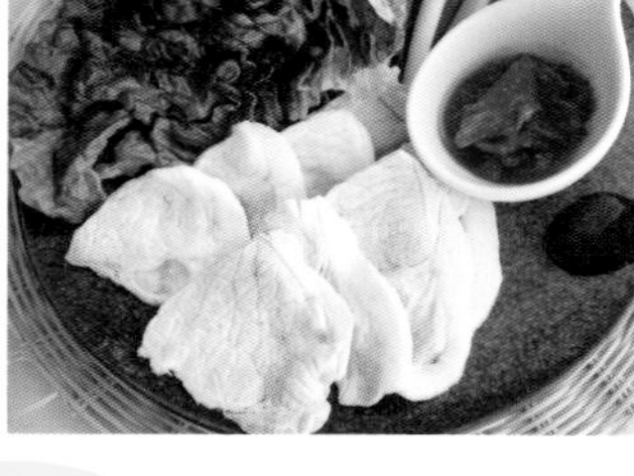

最低週3は豚肉を食べます！

意外と差がある肉の栄養価

（100gあたり）

	エネルギー	タンパク質	脂質	炭水化物
豚もも	171kcal	20.5g	3.7g	0.3g
豚バラ	366kcal	14.4g	35.4g	0.1g
豚ヒレ	118kcal	22.2g	3.7g	0.3g
鶏むね	229kcal	19.5g	17.2g	0.0g
鶏もも	234kcal	17.3g	19.1g	0.0g
鶏ささ身	98kcal	23.9g	0.8g	0.1g
牛もも	235kcal	19.2g	18.7g	0.5g
牛ヒレ	207cal	19.1g	15.0g	0.3g

消化にいい鶏肉がサブ!

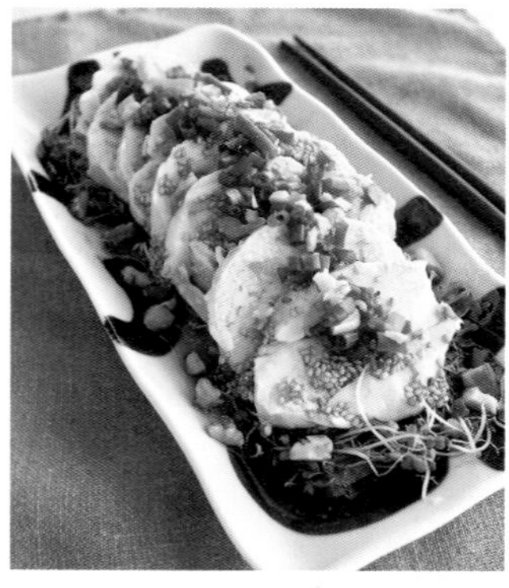

むね肉を中心にもも肉やささ身も

鶏むね肉はトリプトファンの含有量が多く、日々の「しんどい」解消に効きます。低脂肪な鶏むね肉や鶏もも肉も良質なタンパク質源。また、鶏肉は消化がよいのが特徴。夜遅ごはんや試合前の勝負めしなど、胃腸に負担をかけたくないときに活躍します。

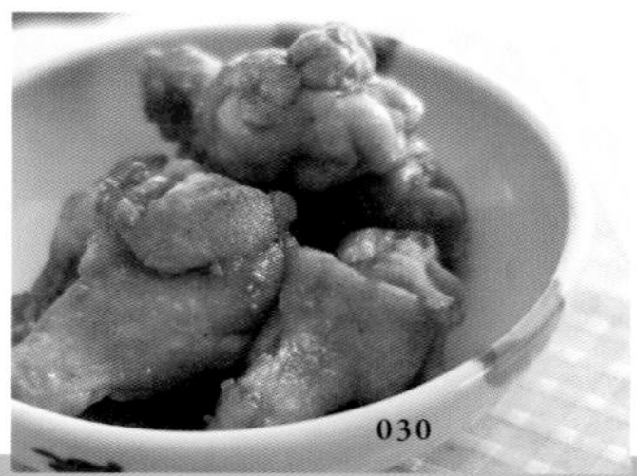

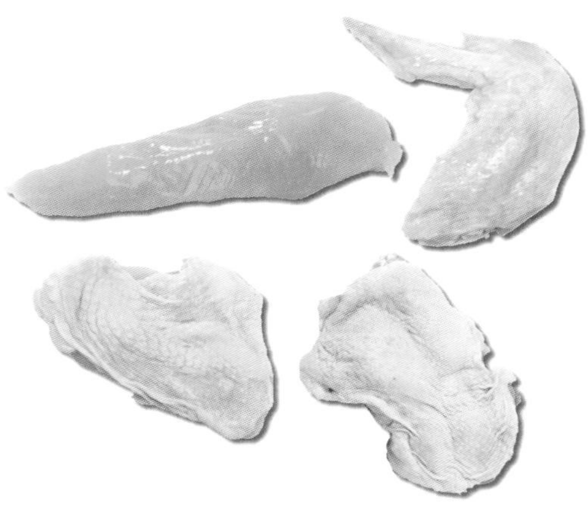

夜遅ごはんや勝負前に◎

鉄、亜鉛はメンタルのお守り！ ラム（仔羊）肉かレバーを週1で！

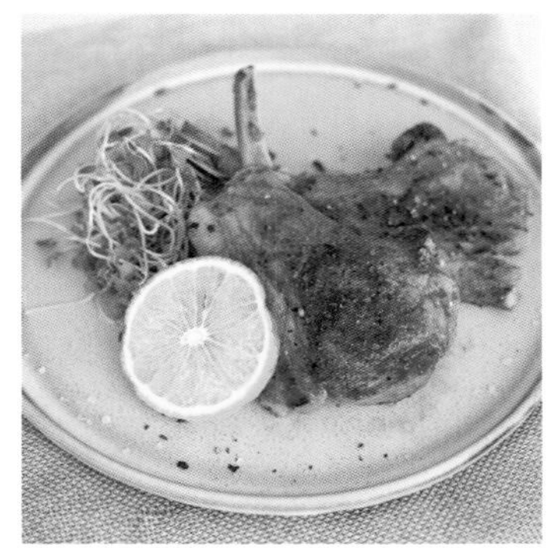

「しんどい」が当たり前になってしまっている人は、鉄や亜鉛が足りていない可能性大。鉄が不足すると脳が酸素不足に、亜鉛が不足すると疲れがとれにくくなります。その結果、疲れを感じやすくなるのです。わが家では「しんどい」予防のために、サプリ感覚でラム肉やレバーを週１で食べています。どちらも鉄と亜鉛たっぷり。メンタルが上向きます。

ラム肉やレバーは 鉄、亜鉛がたっぷり

（100gあたり）

	エネルギー	たんぱく質	脂質	炭水化物	鉄	亜鉛
鶏レバー	100kcal	18.9g	3.1g	0.6g	9.0g	3.3g
豚レバー	114kcal	20.4g	3.4g	2.5g	13.0g	6.9g
牛レバー	119kcal	19.6g	3.7g	3.7g	4.0g	3.8g
ラム肉もも	164kcal	20.0g	12.0g	0.3g	2.0g	3.1g

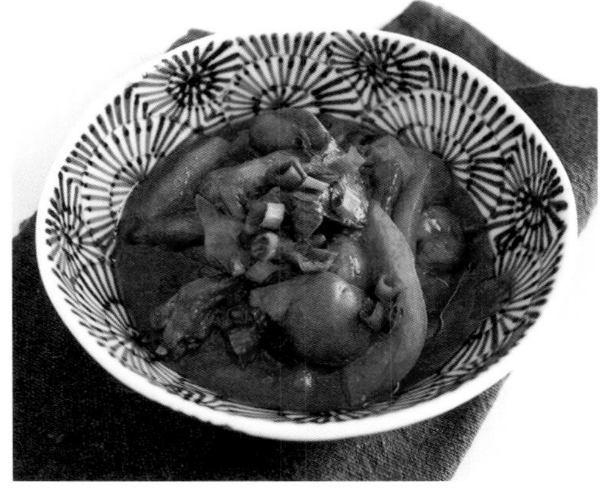

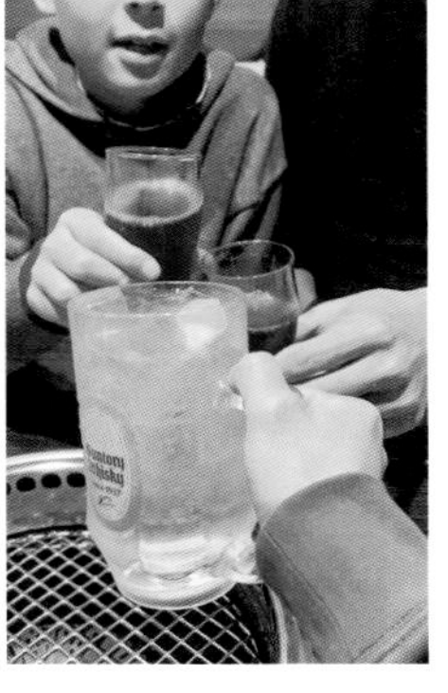

牛肉は赤身を リラクセーション 感覚で食べる

牛肉はだんぜん赤身派。低脂質で高タンパク、鉄、亜鉛もとれるので、メンタルの安定に役立ちます。ただ、ほかの肉に比べて価格が高め。わが家では、ごほうびとして焼き肉などの外食で食べるのが定番になっています。

＼ Point ／

ソーセージ、ハム、ナゲットなどの加工肉はなるべく避ける

添加物が多い加工肉はできるだけ避けるようにしています。「どうしても食べたい！」というときは、無添加の生ハムなどを選んでいます。

しんどいに効く魚の選び方（魚介類）

青背魚のDHA・EPAが脳疲労を救ってくれる

DHA・EPAは必須脂肪酸という脂質の構成要素。どちらも血液の流れを整えて脳の働きをサポートする役目が。不足すると脳疲労が起こりやすくなり、気力や集中力がダウン。「体は元気なのにやる気が出ない」という状態に。そんな脳疲労状態から抜け出すには、DHAやEPAがたくさん含まれている青背魚を食べるのが一番！ 脳卒中や認知症の予防効果も期待できるので、年齢を問わずしっかり食べましょう。

（100gあたり）

ぶり 冬が旬のぶりはDHA・EPAの宝庫　タンパク質 21.4g

あじ 鉄も摂取できるのがうれしい。夏が旬　タンパク質 19.7g

さば カリウムやタウリンも含まれています　タンパク質 20.6g

イワシ カルシウムとビタミンDも豊富です　タンパク質 19.2g

かつお 特に血合いの部分に鉄が多く含まれています　タンパク質 25.8g

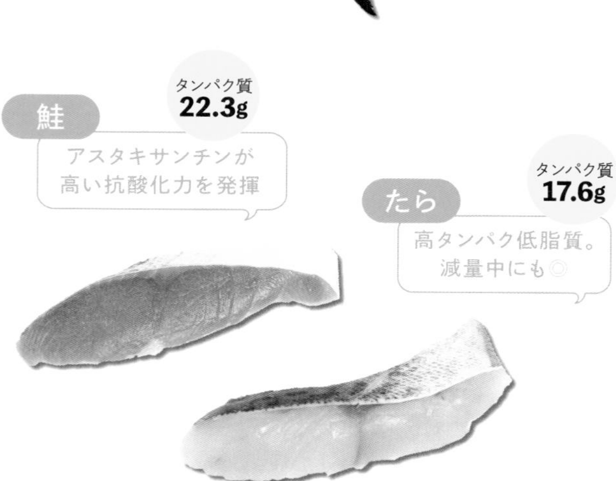

鮭 アスタキサンチンが高い抗酸化力を発揮　タンパク質 22.3g

たら 高タンパク低脂質。減量中にも◎　タンパク質 17.6g

白身魚は体と心にやさしい

たらなどの白身魚にもDHA・EPAは含まれていますが、青背魚ほど多くありません。ただ、消化がよいので胃腸に負担をかけません。心身が疲れているときは白身魚を食べて、消化に必要なエネルギーを節約することも。ちなみに鮭も白身魚です。

えび
ストレスを軽減する
ビタミンEも豊富
タンパク質
19.6g
たこ
ビタミンB12が
自律神経を安定
タンパク質
21.7g
カキ
タウリン含有量は
魚介類でトップクラス!
タンパク質
6.9g
いか
必須アミノ酸をバランス
よく含んでいます
タンパク質
17.9g

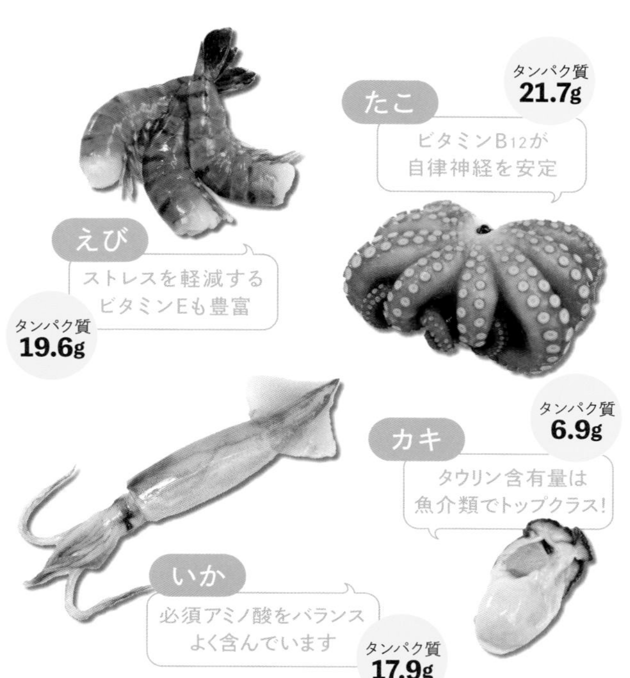

「血をつくる食べ物」といわれるえび・たこ・いか・貝でしんどいを撃退

薬膳では、「血」が不足するとエネルギーの循環が滞り、気力や集中力が低下するといわれる。そんなときに食べたいのが、えびやたこ、いか、貝類などの「血をつくる食べ物」です。疲労回復に役立つタウリンも豊富なので、「しんどい」をすみやかに撃退できます。

刺し身でちゃちゃっと魚を

DHAやEPAは加熱や酸化によって劣化しやすいという欠点が。刺し身ならEPA・DHAをフレッシュなまま摂取可能！ 刺し身は器に盛るだけでOKという手間のかからなさも魅力。メインというより、サブおかずと考えれば、栄養バランスもお財布も安心です。天然魚なら栄養価がさらにアップ！

骨ごと食べられる魚で脳を落ち着かせる

健康な骨に欠かせないカルシウムですが、実は脳神経の興奮を抑える働きもあります。骨ごと食べられる魚でカルシウムをしっかり補給し、イライラ・うつうつ状態から抜け出しましょう。

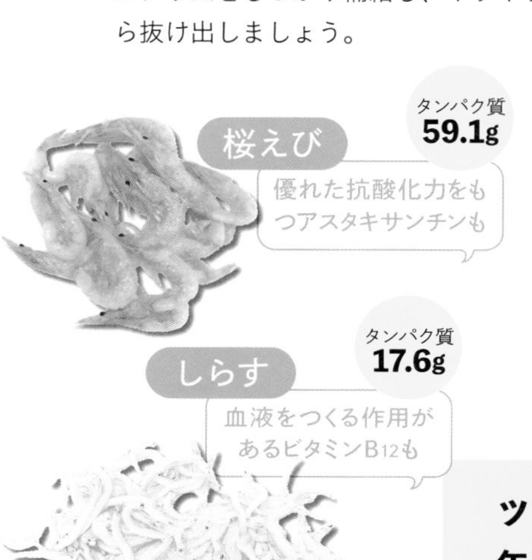

煮干し

タンパク質 64.5g

カルシウムの吸収を助けるビタミンDも豊富

めざし

めざし＝いわしの干物。DHA・EPAも摂取できます

タンパク質 18.2g

＼ Point ／

ツナなどの缶詰は補助的な食材と考えて

DHAやEPAをとるためには、魚は新鮮なものを食べるのがベスト。ツナやさばなどの缶詰はお助け食材と考え、メインのタンパク源にしないこと。

卵 しんどいに効く 卵の選び方

1 卵は完全栄養食品！ 1日1個は必ずとります

卵は、メンタル維持・回復に欠かせない必須アミノ酸をバランスよく、じゅうぶんに含み、タンパク質を効率よく摂取できる完全栄養食品。「しんどい」の予防のために、1日1個食べるのが定番。わが家では、味や栄養価の観点から平飼い卵を選んでいます。

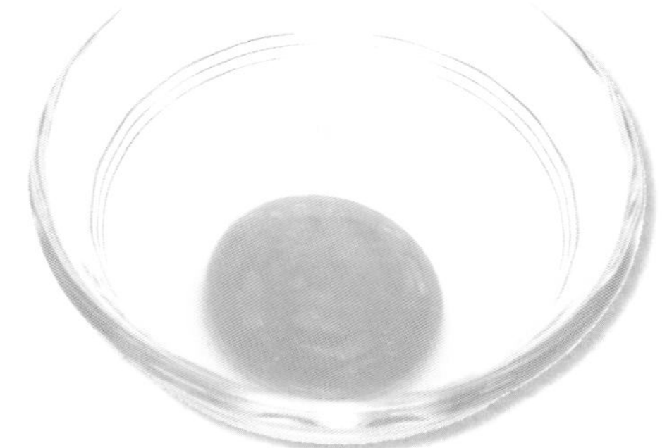

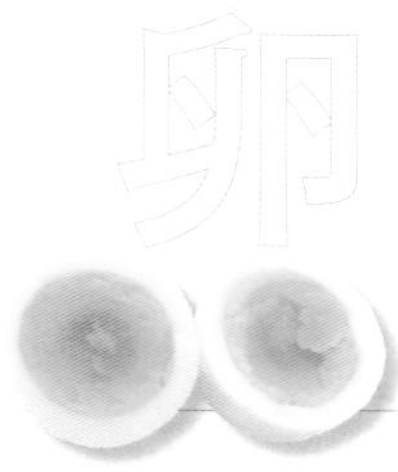

卵黄に多く含まれるレシチンは、細胞膜を構成する成分。不足すると細胞膜の機能が衰え、酸素や栄養素が全身に行き渡らなくなって心にも負担がかかります。また、レシチンは記憶や学習、集中をサポートする神経伝達物質アセチルコリンの材料にもなります。

2 タンパク質が足りないと思ったら 卵を割る（笑）

＼便利！／

タンパク質が足りないと気づいたとき、私がよくやる必殺技が「卵を割る」です。ごはん物やサラダにトッピングとして添えれば、見た目も豪華になり、良質なタンパク質を手軽にプラスできます。特に卵黄は、ビタミンCと食物繊維以外の栄養素が凝縮。好みで卵黄だけでもOKです。

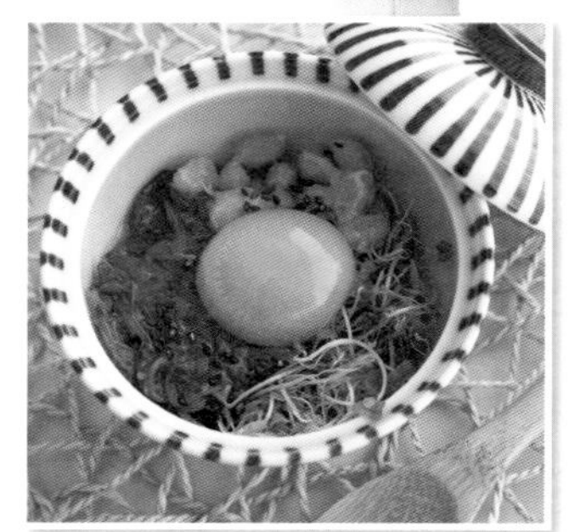

3 朝のタンパク質は卵に頼っています

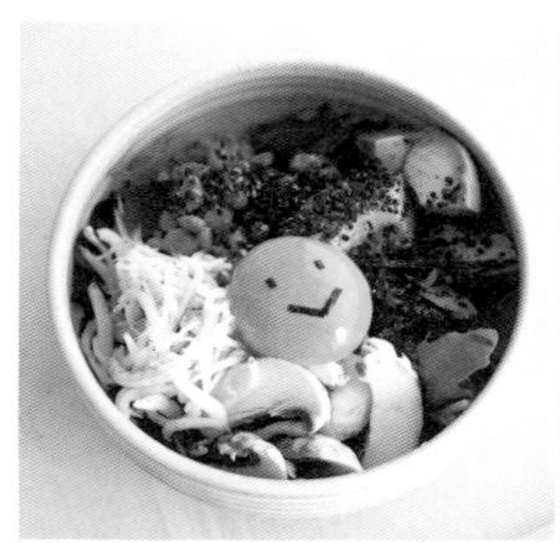

忙しい朝に、肉や魚のおかずを用意するのはけっこう大変ですよね。そこでわが家は、朝のタンパク質チャージに卵を活用。タンパク質は一度に吸収できる量に限界があり、「食べだめ」ができません。だから、毎食きちんと摂取することが大切です！

4 半熟なら消化も◎。温たまがベスト！

卵は、生やしっかり火が通ったものよりも半熟のほうが消化によく、体への吸収率は温泉卵が最も高いといわれます。そのため、卵を調理する際は火を通しすぎないようにしています。

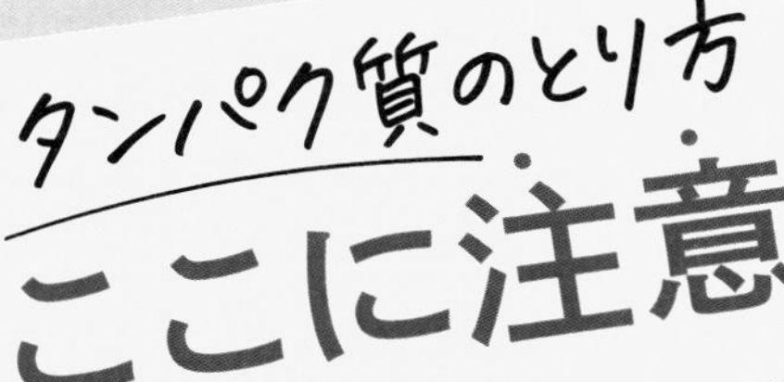

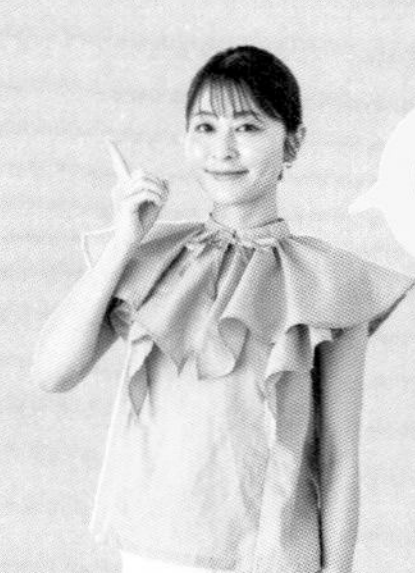

大豆製品は腸活食材として食べる

大豆製品に含まれる植物性タンパク質は、肉や魚に含まれる動物性タンパク質より必須アミノ酸が不足しがち。肉や魚介類のかわりにタンパク質源として食べるのはオススメできません。腸活食材として食べましょう。

乳製品をタンパク質源にしない

乳製品からもタンパク質はとれます。ただ、日本人は牛乳に含まれる乳糖やカゼインに耐性がない人が多く、食べると体に負担がかかる可能性が。無理に食べる必要はないと考えています。

加工肉や揚げ物は避けて

ハムやソーセージなどの加工肉は添加物が多い傾向があるため、無添加の生ハムなどを厳選しています。また、揚げ物に含まれる油は酸化している可能性が高く、体の炎症や疲労感の原因になりかねません。できるだけ避けましょう。

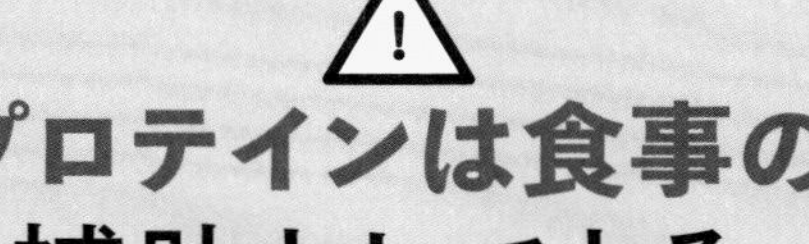

プロテインは食事の補助としてとる

タンパク質はできるだけ自然の食材でとります。自然の食材にはビタミンやミネラルなど、心身に有用な栄養素が豊富に含まれているからです。プロテインはあくまでも補助として活用しています。

きほん。
2

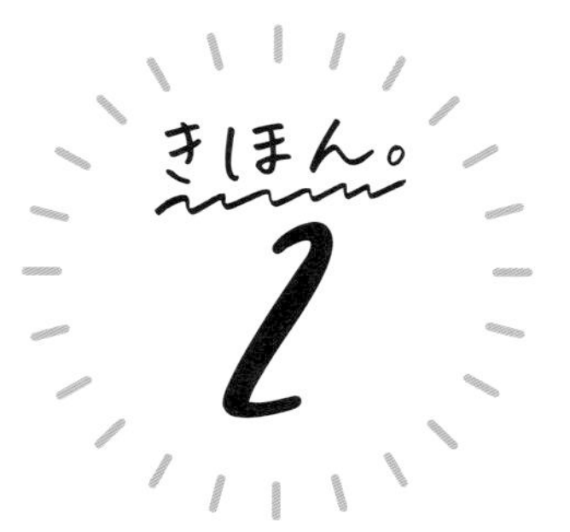

生野菜ファーストでストレスを減らす！

生野菜は皿半分

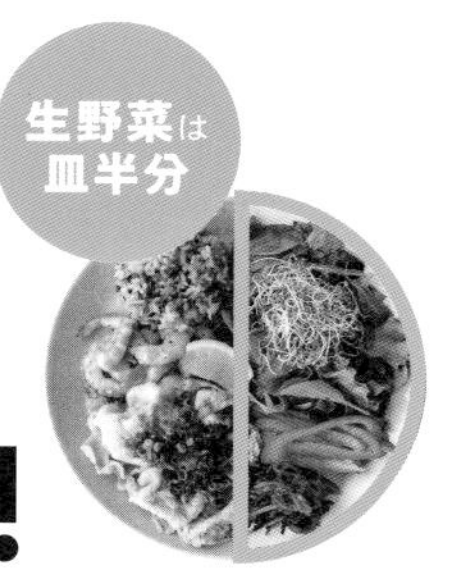

糖質の吸収を抑えしんどくなるのを予防

わが家では、食事の最初に必ず生野菜をたっぷり食べます。野菜の食物繊維には糖質の吸収を抑える働きがあり、血糖値の上昇がゆるやかに。すると血糖値の乱高下による自律神経の乱れや、それによるメンタルダウンが予防できるのです。26ページの図もぜひ参照してください。生野菜ファーストにするだけで、目に見えて「しんどい」が減るのです！　外食でもできるだけ生野菜ファーストを守っています。

生野菜の消化酵素でストレスが減らせる！

生の野菜には食べ物の分解に不可欠な酵素も豊富です。酵素を摂取すれば消化吸収に必要なエネルギーを節約でき、「しんどい」を減らせます。酵素の多くは50度以上の加熱で劣化します。ビタミンCと酵素を効率よく摂取するためにも、生野菜を毎食とりましょう！

肉・魚との食べ合わせで回復力がアップ！

豚肉に含まれるビタミンB群には疲労回復効果があり、アリシンと一緒に摂取することで吸収がよくなります。そこで豚肉料理には、アリシンを含む玉ねぎやにんにく、ねぎ、にらなどを合わせるのがオススメ。また、ビタミンCには鉄の吸収を助ける作用があります。つまり、肉類×生野菜はとても合理的な組み合わせといえるのです。このように食べ合わせを意識すると、心の栄養を効率よく摂取できてメンタルの回復力がアップします。

レモン汁をしぼると
しんどいが減る♡

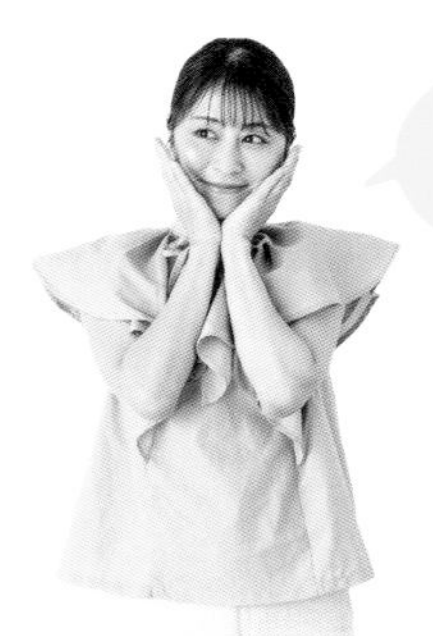

魚 DHA・EPA	豚肉 ビタミンB群	レバー 鉄
＋	＋	＋
パプリカ・にら・にんじん β-カロテン	にんにく・ねぎ・にら アリシン	ベリーリーフ・ブロッコリー・トマト・レモン ビタミンC

生野菜サラダは固定。同じ野菜のローテーションでいい！

生野菜サラダは毎食用意しますが、野菜の種類は栄養価の高いものを数種だけ。色が濃い野菜を中心に常備し、組み合わせを変えて出せばいいから、むしろラク！

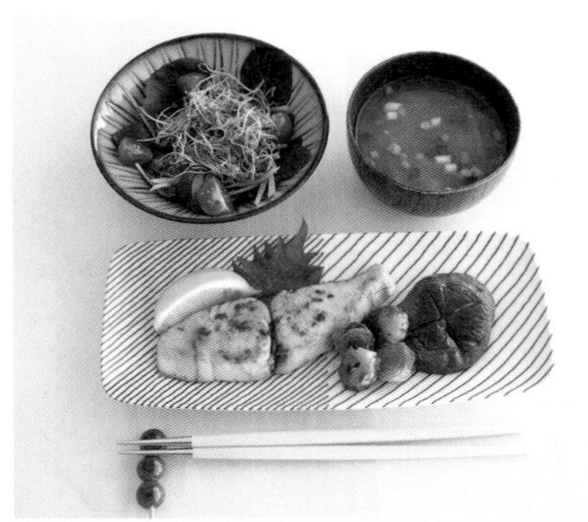

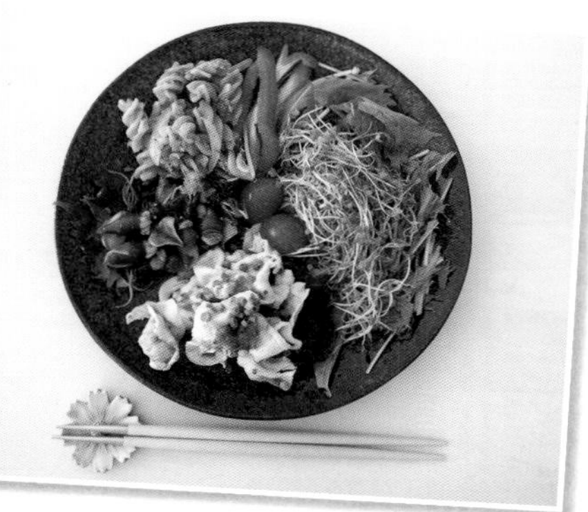

市販のドレッシングは避けて

市販のドレッシングには、トランス脂肪酸など心身に悪影響を与える素材が含まれることも多いため、わが家は「味つきオイル」を毎回手づくりし、野菜本来の味を堪能しています。

かけるだけ！
味つきオイルレシピ

（ごま油）＋（しょうゆ）

野菜にごま油をたっぷりと回しかけ、しょうゆを少々かければ、チョレギサラダ風の味になります。

（オリーブオイル）＋（塩）

エクストラバージンオリーブオイル＋塩の組み合わせは、どんな生野菜にも合います。シンプルでおいしい！

権田家の　生野菜サラダ用食材リスト

ブロッコリースプラウト

ブロッコリーの新芽。含まれるスルフォラファンには、高い抗酸化作用があります。わが家の超定番。

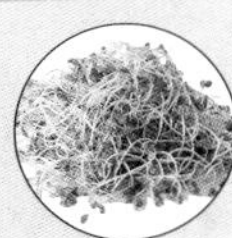

ベビーリーフ

ビタミンやミネラルをまんべんなくとれます。洗うだけで食べられる手軽さも◎。

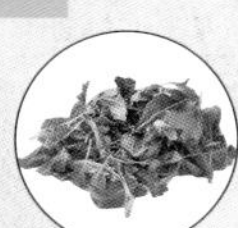

水菜

カルシウム、鉄、ビタミンCなど、さまざまな栄養素が豊富に含まれる優秀野菜です。コスパも◎。

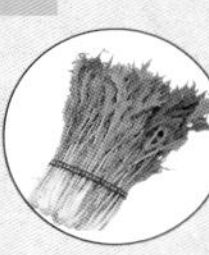

パセリ

ビタミンCの含有量はレモンのなんと2倍！ カロテン、ビタミンKもたっぷり。スープに散らしたりも。

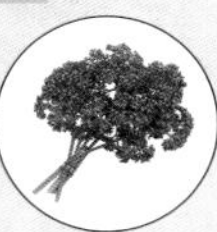

パプリカ

ストレスに強い心身をつくるβ－カロテンが多く含まれています。彩りがほしいときにも便利。

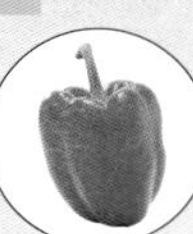

アボカド

抗ストレス作用があるビタミンＥをはじめ、多様な栄養素が含まれるスーパーフード。

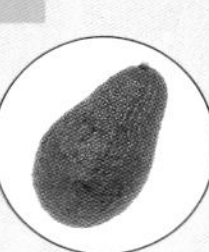

キウイ

タンパク質分解酵素が豊富なので、肉料理と合わせるのがおすすめ。ショ糖も少なめ。

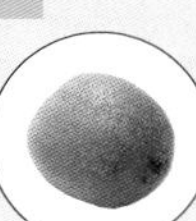

レモン（汁）

果汁をかければ、ビタミンC摂取量を手軽にふやせます。オリーブオイルとの相性も抜群。

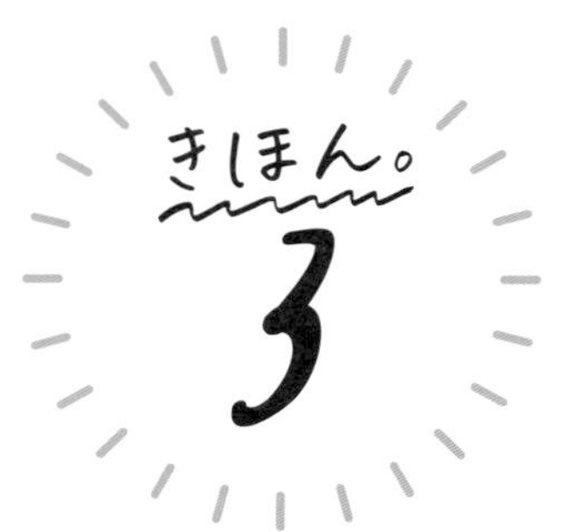

ごはん・めんでおなかを満たすのをやめるとやる気が出る

ごはん・めんは皿半分の1/3

ごはん・めんがおかずより多い食事はNG！

ごはん・めんのとりすぎがメンタルを乱す! 食事の最後に、肉、魚より少ない量を

ごはんやめんといった炭水化物には、糖質が多く含まれています。糖質は体や脳の働きに欠かせない栄養素ですが、とりすぎると血糖値が乱高下⇒自律神経が乱れる⇒イライラしたり、やる気が出にくくなったりする、という負のサイクルにはまってしまいます。ごはんやめんは食事の最後に、肉や魚よりも少ない量をとるようにしましょう。

めんを食べるなら
肉のせ＆定食スタイル

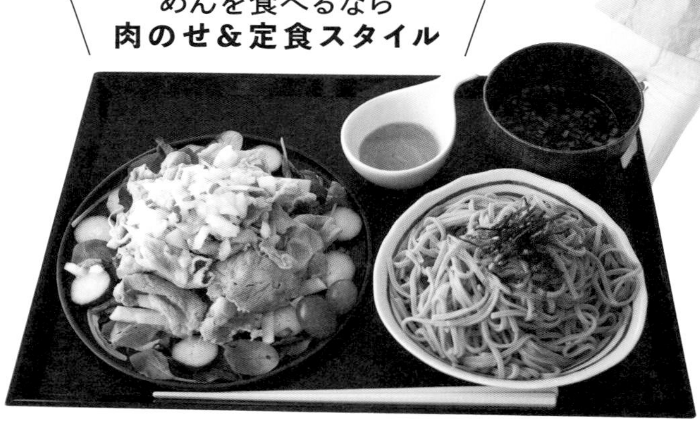

雑穀米がおすすめ!

わが家はビタミンやミネラルが豊富な雑穀米がメイン。白米や玄米は外食のときだけに。

体の「糖化」を防げるとやる気が続く

過剰な糖分は体内のタンパク質を劣化させます。これを「糖化」といい、意欲の低下の一因とされています。糖質のとりすぎをやめて糖化を防ぎ、「やる気」をキープしましょう！

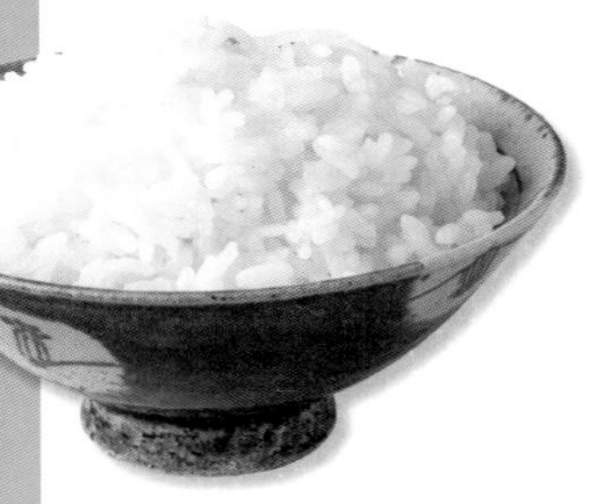

米は「とらなくてはならないもの」と思わなくていい

糖質は大切なエネルギー源ですが、とりすぎはイライラや疲労感といったメンタル不調に直結します。しんどい日々を変えたいのなら、「米＝とらなくてはならないもの」という固定観念を手放し、ごはんでおなかを満たすのをやめましょう。権田家でも以前は、ごはん＝パワー源と考え大量に食べていましたが、適量に変えたら家族みんなメンタルが安定。食後に猛烈に眠くなることもなくなりました！

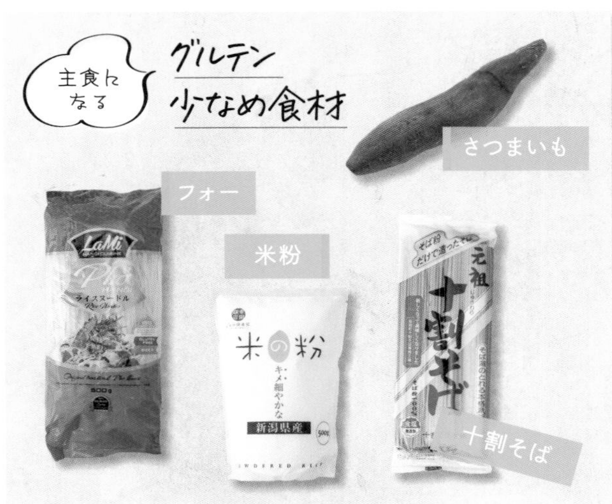

グルテンフリーで腸が整った!

グルテンとは、小麦粉に含まれるグルテニンとグリアジンという２種類のタンパク質が結合してできた成分です。このグルテンを含まない食品、またはグルテンを摂取しない食事法を「グルテンフリー」といいます。グルテンは腸内環境を乱す可能性が指摘されているため、わが家でもこの数年、グルテンフリーにゆるくとり組んでいます。すると、体が軽くなり、メンタルの不調も減りました。そして、驚くほど“快腸”に！

朝や運動前はごはん・めんでエネルギー補給

とはいえ、糖質を完全カットするのはNG。運動量が多い人や成長期の子どもは特に、糖質を減らしすぎるとパフォーマンスや成長に悪影響が出る可能性もあるので注意しましょう。わが家では、朝食と運動前は、ごはん・めんをしっかり食べてエネルギーチャージしています。糖質はエネルギーに変わるスピードが速いので、朝食＆運動前に糖質を摂取すれば、日中や運動時に力をしっかり発揮できますよ。

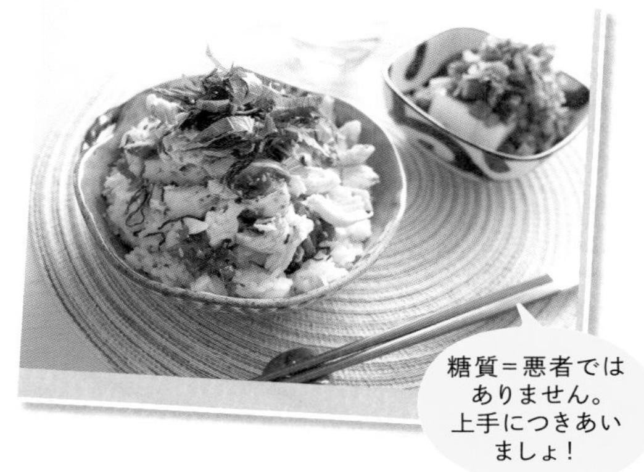

糖質＝悪者ではありません。上手につきあいましょ！

きほん。
4

腸活食材のちょい足しでメンタルを安定させる

腸は第2の脳!
腸を整えれば心も整う

食生活の乱れや運動不足、ストレスなどによって、腸内の善玉菌・悪玉菌・日和見菌のバランスが崩れることを「腸内環境が乱れる」といいます。腸内環境が乱れると栄養素の消化・吸収が滞って神経伝達物質の量が減少、心にも影響を及ぼします。腸が「第２の脳」といわれるゆえんです。逆にいえば、腸内環境がよくなれば、心にも好影響があるということ。私自身、腸活を始めてから「腸を整えれば心も整う」を実感しています。便秘が解消できたのもストレス減の大きな要因に。

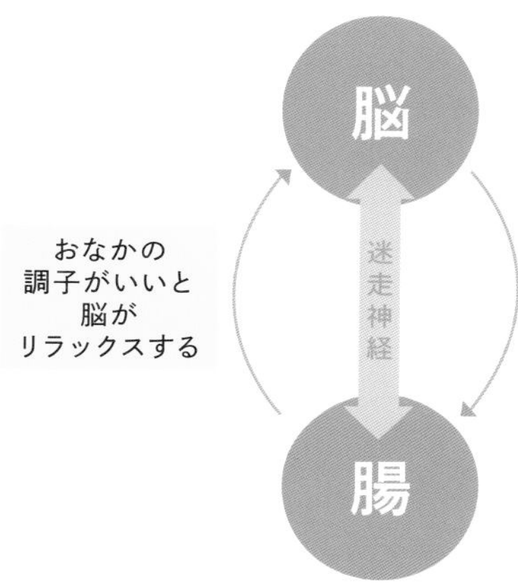

みそ汁＋きのこや海藻やめかぶパックでラクちん腸活

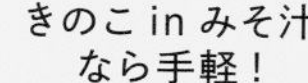

腸活といってもめんどうなことはしていません。めかぶパックを副菜として出す、みそ汁にきのこや海藻類を加えるなど、腸内環境によい食材を「ちょい足し」するだけ。簡単ですが、効果は絶大！

ヨーグルトは腸活には使えない

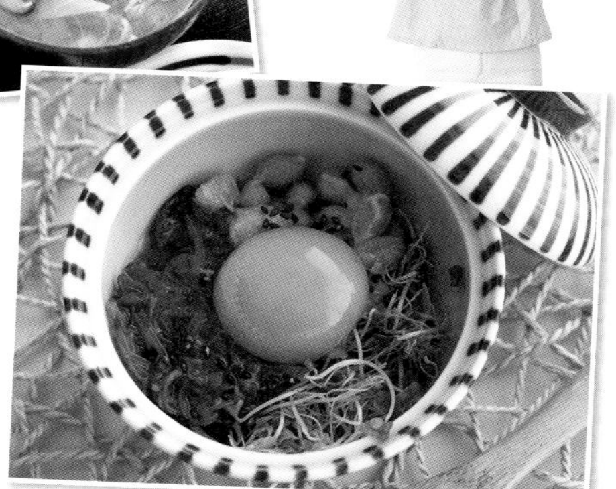

ヨーグルトは腸活にはオススメしません。日本人は乳製品に含まれるカゼインへの耐性が低い人が多く、ヨーグルトを食べるとかえって腸に負担がかかる可能性があるからです。

権田家の

ちょい足し腸活食材

塩麹

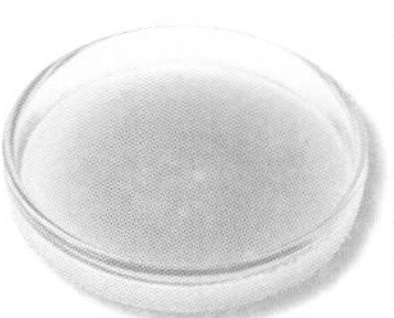

米麹と塩を発酵させてつくる塩麹には、善玉菌のえさになるオリゴ糖が含まれています。調味料として使っています。コクが出て便利。

ココナッツオイル

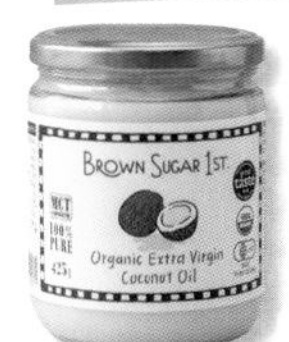

ココナッツオイルに含まれるラウリン酸には、腸内の悪玉菌を減らして善玉菌を活性化させる作用があります。

ぬか漬け

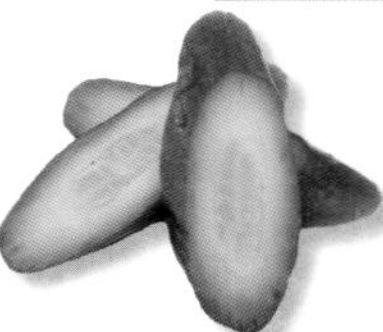

腸活効果抜群で、ビタミンやミネラルも豊富です。ぬか漬けを家でつけ始めたらお通じがさらによくなり、最近はまっています。

キムチ

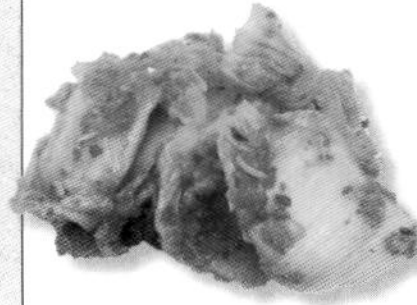

みそ、納豆と同じ発酵食品。乳酸菌などの善玉菌を含み、腸内環境の改善に貢献します。わが家の常備食材です。「発酵」の表記があるものを選んで。

みそ

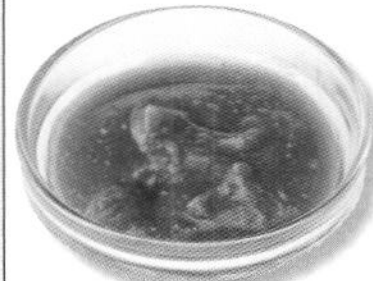

みそには腸内の善玉菌をふやして活性化させる働きが。みそ汁はもちろん、調味料として料理に積極的に使っています。

もずく・めかぶ

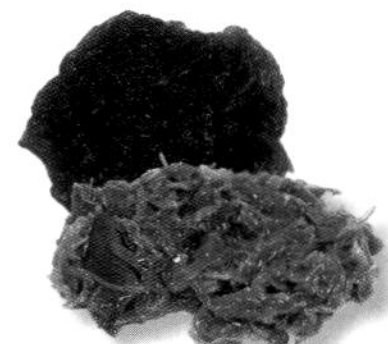

もずくやめかぶのあのヌルヌルの正体は、フコイダンという水溶性食物繊維。腸内細菌のえさになり、お通じを促します。パックを常備！

きのこ

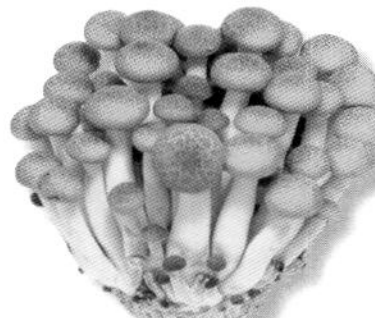

食物繊維が豊富に含まれるきのこは、便秘対策に有効。みそ汁に加えたり、レンチンしてしょうゆをかけ、おやつとして食べることもあります。

納豆

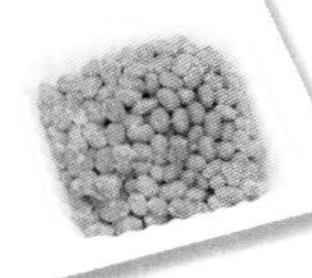

いわずと知れた腸活食材。発酵×食物繊維パワーで腸内環境を整えてくれます。タンパク質も豊富で積極的にとりたい食材のひとつ。

雑穀米

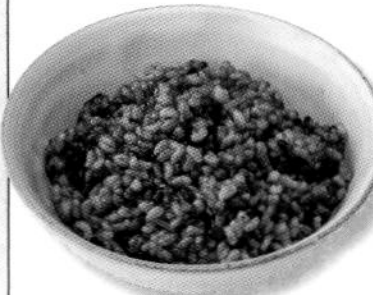

わが家では、ごはんは雑穀米がメイン。白米よりも食物繊維が多いのに、糖質は少ないので重宝しています！

細切り寒天

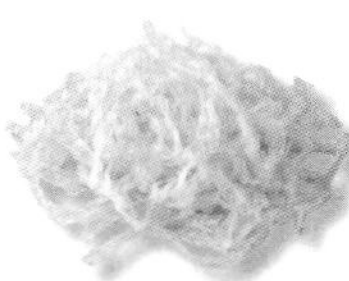

便をやわらかくする、排泄を促すの2つの作用をもつ、腸活マスト食材。みそ汁にちょい足しすればもどす手間もナシ！

大根

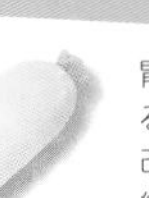

胃腸の働きを助ける消化酵素、便秘改善に役立つ食物繊維、悪玉菌の繁殖を抑えるビタミンC。おろしにして添えても。

硬水

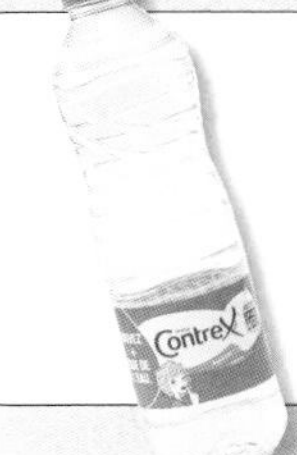

硬水には軟水よりもマグネシウムが多く含まれており、腸の動きを活発にする働きが。飲むだけで腸活できるのがうれしい。

こんにゃく

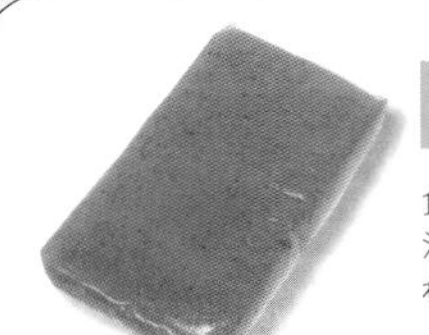

食物繊維が豊富で整腸作用があります。みそ汁に入れるほか、糸こんにコチュジャンと酢を合わせてめん風に食べるのも好きです。

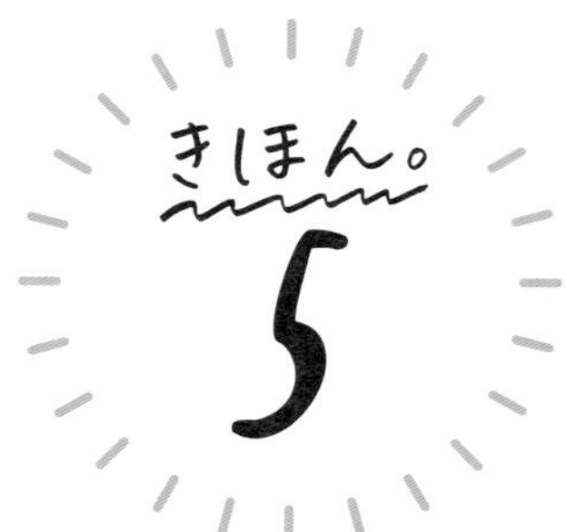

きほん。
5

脳にいい栄養素をとる

女性や運動を
よくする人は
鉄や亜鉛が
不足ぎみ！

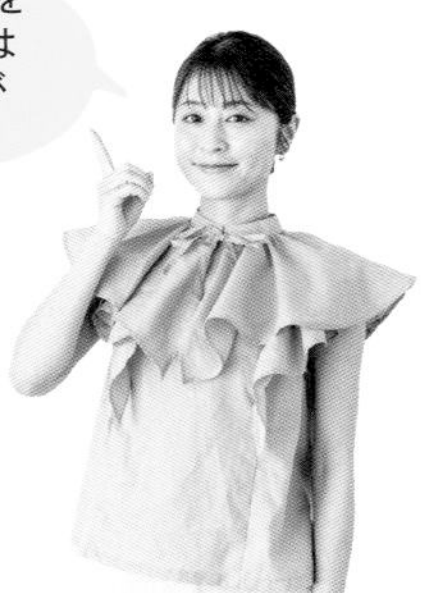

メンタルを安定させる 栄養素を意識する

メンタルを安定させるには、脳にいい栄養素をとることが大切です。DHAやEPAはその代表。青背魚に多く含まれる脂肪酸で、脳の働きを促し、抑うつ症状を軽減する効果が。鉄と亜鉛も脳にとって重要な栄養素です。汗と一緒に流れ出てしまうので、日々の食事でしっかりとる必要があります。

鉄 酸素を脳に運ぶ。不足すると酸欠に

鉄には酸素を運ぶ役目があり、不足すると脳が酸欠状態になってメンタルにさまざまな不調が生じます。なお、鉄には非ヘム鉄とヘム鉄があり、積極的にとりたいのは動物性タンパク質に多いヘム鉄です。

（豚・鶏レバー）（牛肉の赤身）（ラム肉）
（あさり）（卵黄）（カキ）

亜鉛 体や脳の炎症を抑制する

炎症は体を守るための防御反応のひとつですが、長期間続くと心身の不調につながります。特に脳の炎症が、うつや認知症の一因とする研究もあるほど。亜鉛にはこの炎症を抑える作用があり、心の健康維持に欠かせません。

（ラム肉）（豚レバー）（カキ）
（かつお）（いわし）（さば）

DHA・EPA 脳の機能を保つ良質の油

DHAやEPAはオメガ３系と呼ばれる油に分類され、どちらも脳の健康維持に重要な役割を果たしていることがわかっています。ただ、どちらも体内で合成できないため、食事からの摂取が不可欠です。

（さば）（いわし）（鮭）（ぶり）（あじ）（かつお）（さんま）

きほん。6

土日はチートDay! なんでも食べてOK!

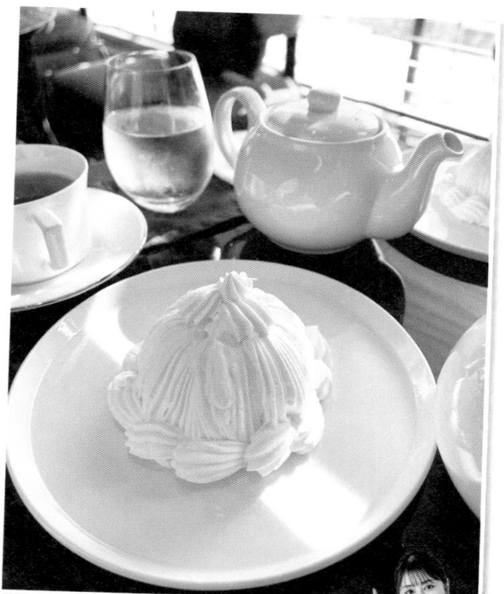

「食べちゃいけないもの」はなし! 土日限定で楽しんでます

健康的ではないとわかっていても、食べたいもの、おいしいものはたくさんあります。それらをすべて禁止してしまうのも、メンタルによくないですよね。だからわが家は、土日は「チートDay」と決め、制約なしで食べたいものを食べるようにしています。旅行中も同様です！

揚げ物やスイーツも土日ならOK！

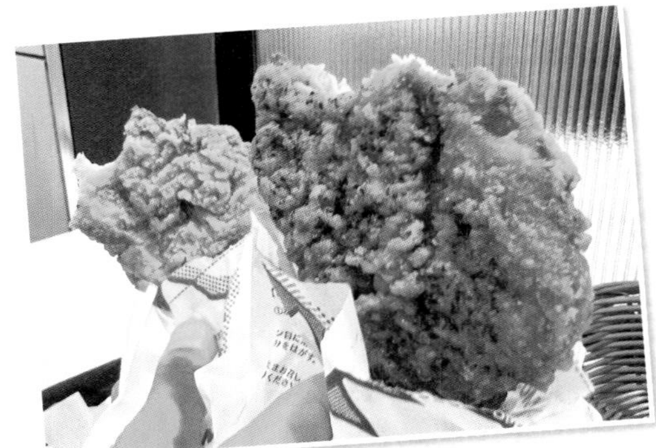

土日だけ楽しみたい食品リスト

糖質や酸化した油を控えるために、糖質たっぷりのスイーツや手軽でおいしいファストフード、揚げ物などは、控えるように心がけています。でも、土日はすべて解禁！ ふだん健康的な食生活をしていれば、土日に少しくらい不摂生してもすぐにリカバリーできます。罪悪感なく好きなものを食べられるって幸せです。

- チョコレート
- ケーキ
- アイス
- パスタ
- グミ
- 和菓子
- ジュース
- 揚げ物
- ギョーザ
- うどん
- ラーメン
- ファストフード

メンタル回復ごはんの「6つのきほん」を守るようになってから
私は日々のごはんづくりがぐっとラクになりました

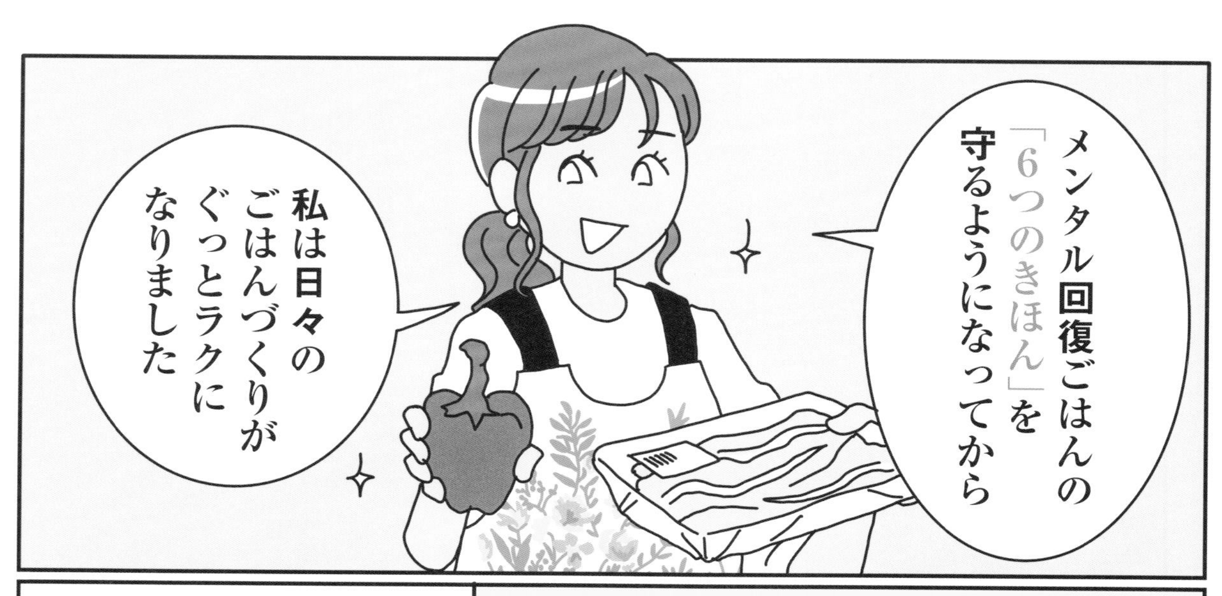

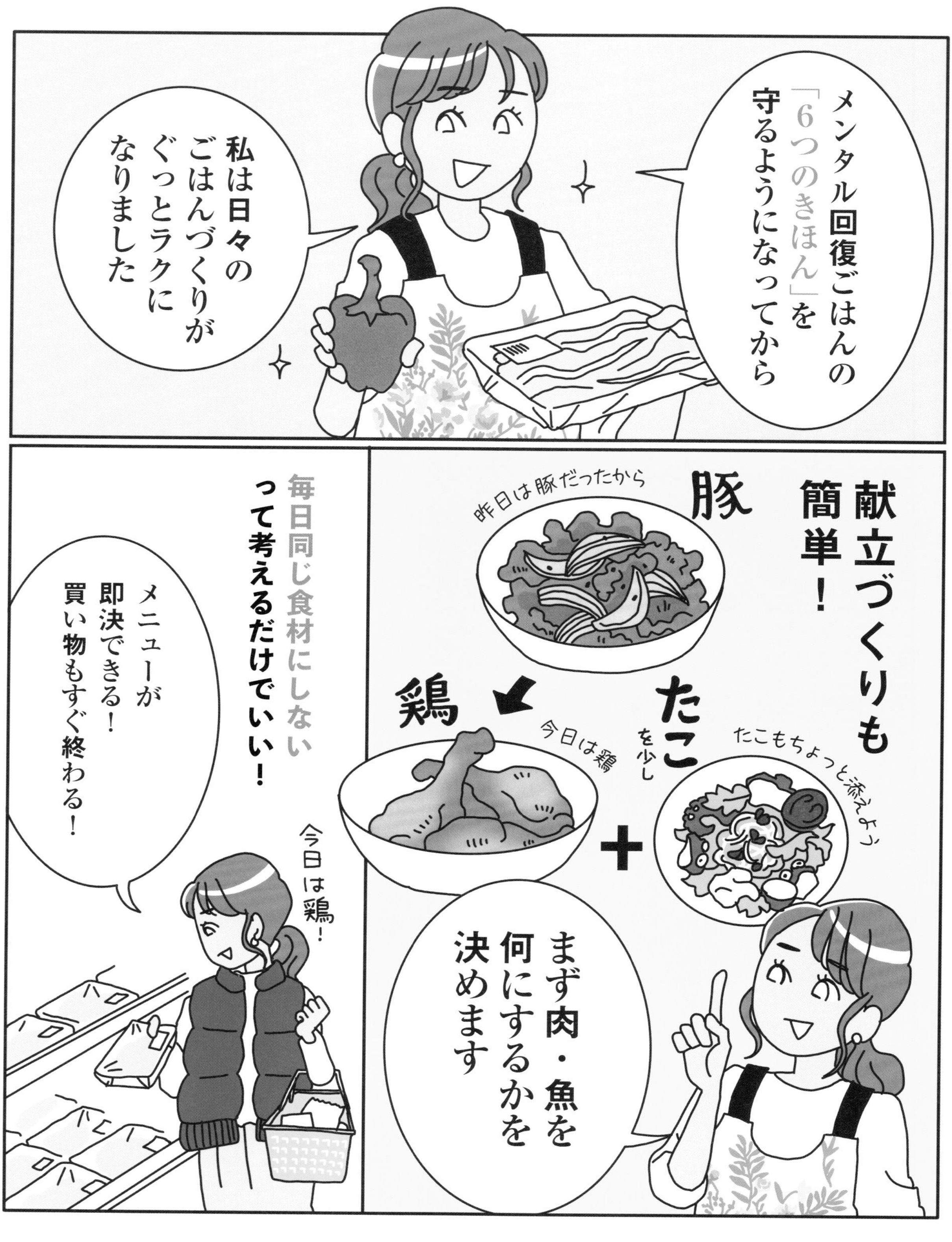

献立づくりも簡単！

豚

昨日は豚だったから

鶏

今日は鶏

たこを少し

たこもちょっと添えよう

まず肉・魚を何にするかを決めます

毎日同じ食材にしないって考えるだけでいい！

今日は鶏！

メニューが即決できる！買い物もすぐ終わる！

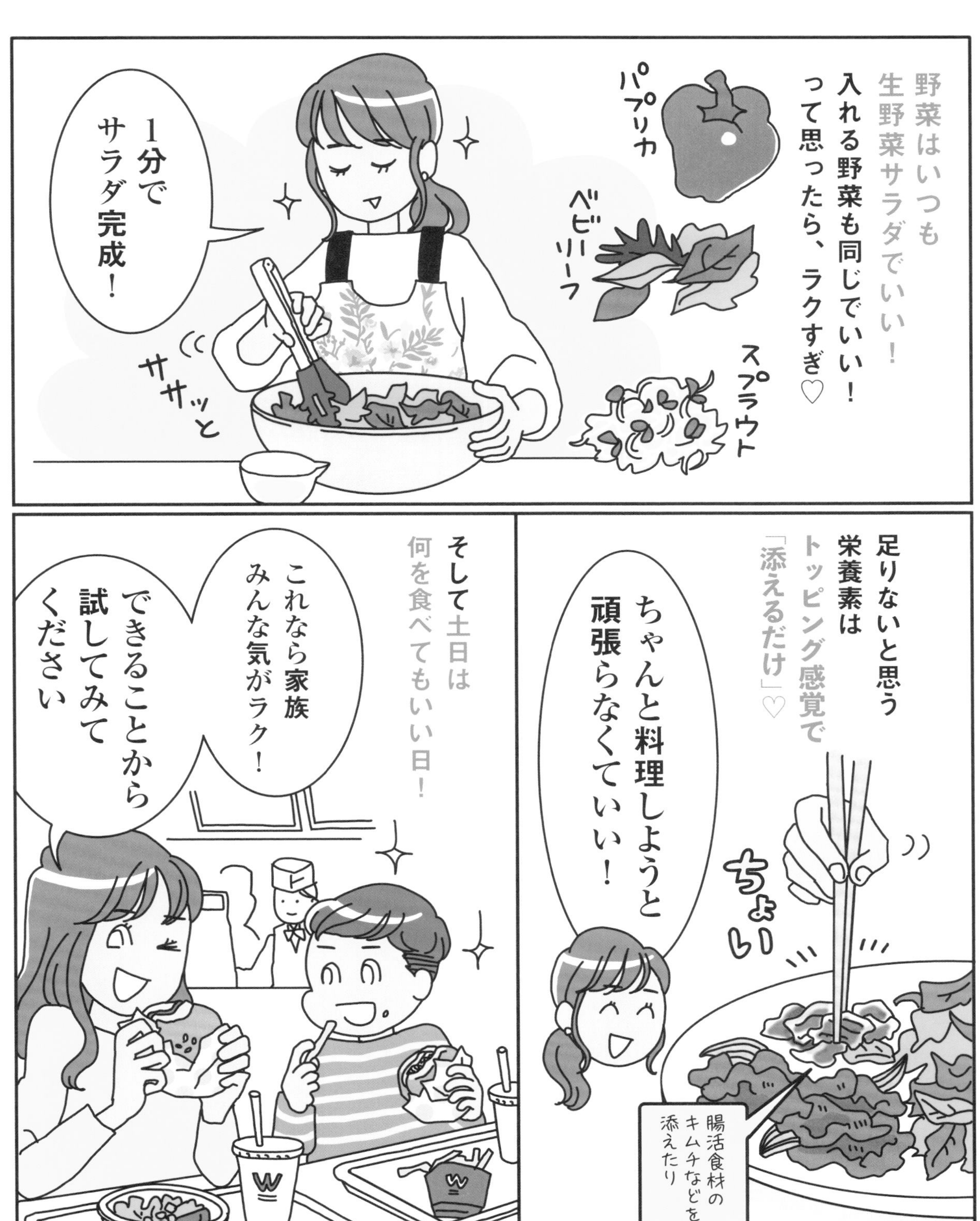

野菜はいつも
生野菜サラダでいい！
入れる野菜も同じでいい！
って思ったら、ラクすぎ♡
パプリカ
ベビーリーフ
スプラウト
1分で
サラダ完成！
ササッと
足りないと思う
栄養素は
トッピング感覚で
「添えるだけ」♡
ちゃんと料理しようと
頑張らなくていい！
ちょい
腸活食材の
キムチなどを
添えたり
そして土日は
何を食べてもいい日！
これなら家族
みんな気がラク！
できることから
試してみて
ください

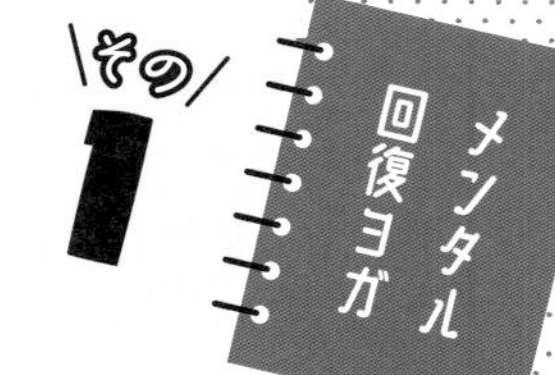

テーマ

まずは脱力、次に呼吸を整える

メンタルや体に不調があるときは、たいてい体に力が入っていて呼吸が浅くなっています。まずは体に力を入れてわざと緊張させて。息を吐くとともに脱力することで、力みを手放せます。次に、副交感神経を優位にし、メンタルを安定させるための呼吸法を。

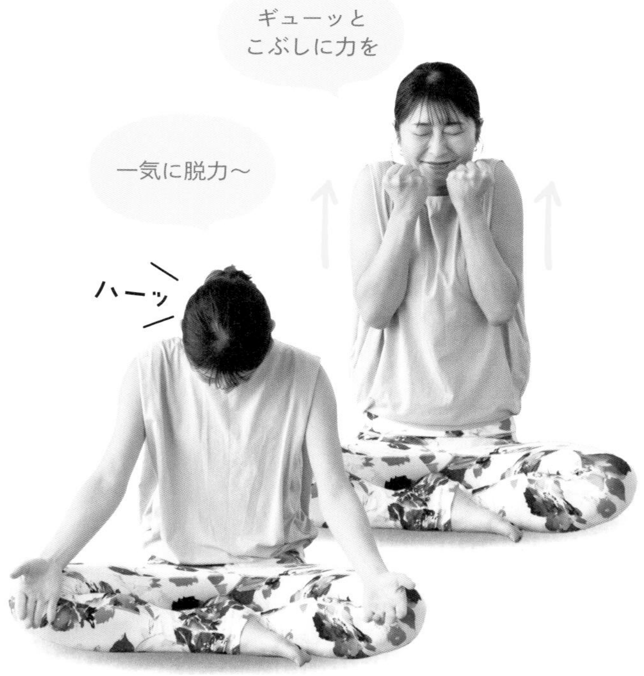

鼻から吐いて
鼻から吸う

フーッ
スーッ

おなかから胸を
ふくらませる

2 手のひらをおなかに当て、鼻から深く息を吸い、おなか→胸→背中がふくらむのを感じて。逆の順で鼻から息を吐ききると、自然に息が体に入ってきます。副交感神経が優位になる呼吸法で、いつでもどこでもリラックス。

1 あぐらで座り、胸の前で力を込めてこぶしを握り、鼻から息を吸いながら肩を上げ、5秒キープ。口から息を吐きながら、一気に脱力。椅子に座った状態、立った状態でもでき、緊張がやわらぎます。

Part

2

肉と魚のおかず

体と心の元気をつくるには
タンパク質を毎日しっかりとることが最重要！
忙しいなかでも簡単につくれて、
男子や子どもも喜んで食べてくれる
肉と魚介類のレシピをご紹介します！

Part 2〜5の レシピのとり入れ方

この本のレシピをとり入れた
献立の組み立て方をご紹介します。
24〜25ページのプレートの配分量を参考に
メインから決めていけば簡単！

おかず
+
ごはん
のとき

サブ

Part 2 肉・魚のおかず
Part 3 野菜のおかず
Part 4 腸活のおかず

を添えても

汁物

みそ汁や
Part 3 野菜のスープ

生野菜

雑穀米

メイン

Part 2 肉・魚のおかず

メインがPart 2の肉・魚のおかずの場合は、おかずは1品でもOKですが、サブおかずとして、メインと違う種類の肉や魚のおかず、Part 3の野菜のおかずや、Part 4の腸活おかずのうち1品を添えられればベスト！ 生野菜をたっぷり、ごはんやめんなどをメインのおかずよりも少ない量を添えます。みそ汁などの汁物をつけられたら、回復力完璧の献立に！

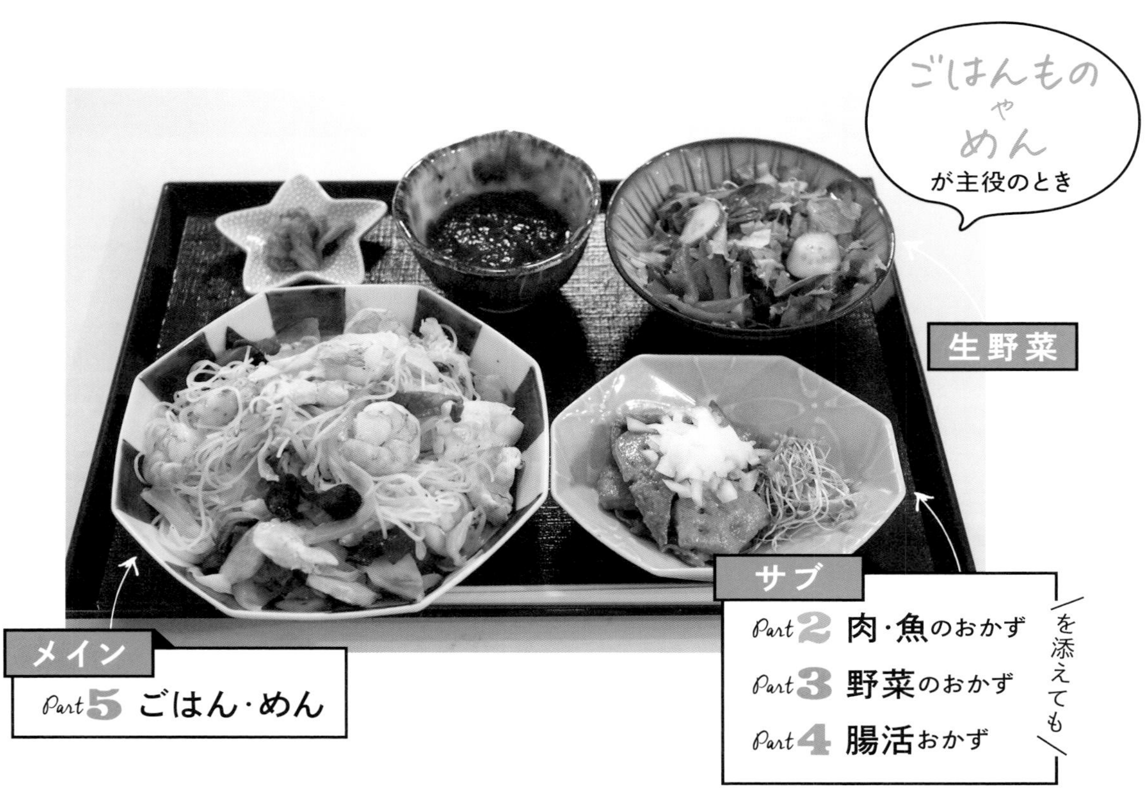

ごはんもの
や
めん
が主役のとき

生野菜

メイン
Part 5 ごはん・めん

サブ
Part 2 肉・魚のおかず
Part 3 野菜のおかず
Part 4 腸活おかず
を添えても

Part５のごはん物やめんを主役にするときは、できるだけサブおかずとして、Part２の肉・魚のおかずをプラスしたい。ごはんやめんに肉・魚がたっぷり入っている場合は、Part３の野菜のおかずや、Part４の腸活おかずでもOK。もう１品サブをつけたり、みそ汁などの汁物もあるとバランスがとりやすい。生野菜も必ずたっぷりと。

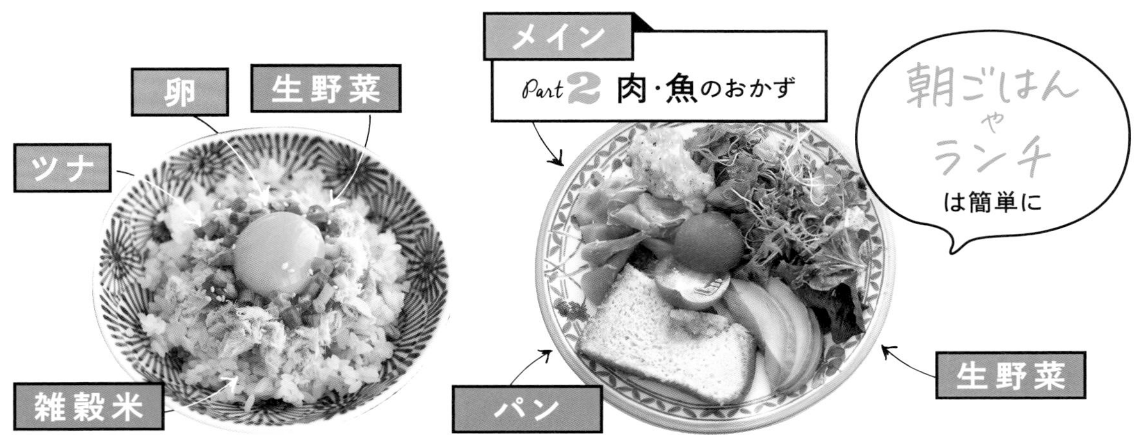

朝ごはんやランチを簡単にすませたい場合は、24〜25ページの配分で、Part２の肉・魚のおかず、生野菜やパンをワンプレートにしたり、ごはんの上に配分をざっくり再現し、生野菜、卵、しらす、ツナ、無添加の生ハムなどのタンパク質メインの食材、ねぎやスプラウトなどの野菜をのせたりします。栄養素がとりきれなかったときは、夕食や次の日に補えば問題ありません！

「幸せホルモン」をつくるわが家のタンパク源

Pork 豚肉

心身が
疲れたときは
豚肉レシピが
オススメ！

わが家で最も出番の多い食材です。タンパク質のトリプトファンや、
豊富なビタミン B12 は自律神経を整えて心の安定を促します。

タンパク質
27.5g
糖質
3.6g

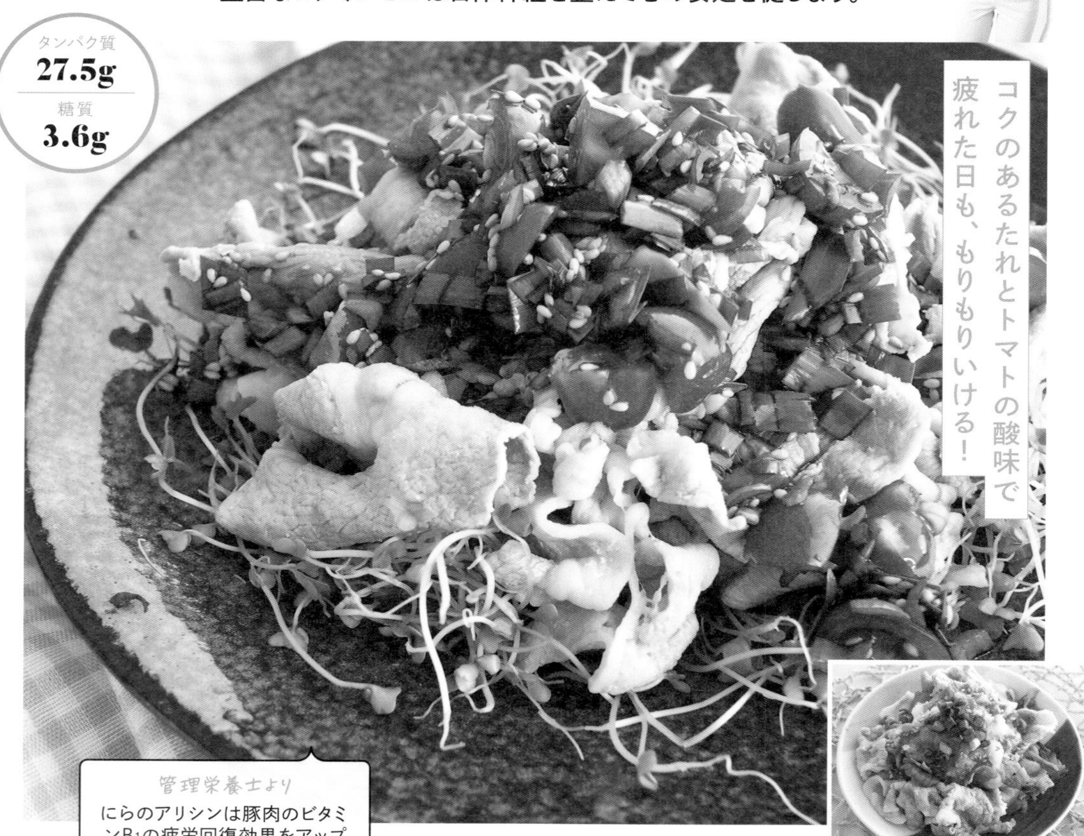

管理栄養士より
にらのアリシンは豚肉のビタミンB1の疲労回復効果をアップ

消化を促進するジアスターゼや食物繊維豊富な大根おろしで食べるのも定番。ポン酢と刻んだ小ねぎでさっぱりと。

超タンパク質補給豚しゃぶサラダ

豚肉＋にらの組み合わせで心身の疲労が回復します！
豚しゃぶサラダに、にらトマだれをかけるだけで完成！

材料（2人分）

豚肩ロース肉……300g
ミニトマト……4 個
にら……5本
ブロッコリースプラウト……適量
酒……小さじ 1

A
酢……大さじ2
しょうゆ……大さじ1
オイスターソース……大さじ 1/2
いり白ごま、オリーブオイル
……各小さじ1

つくり方

1 豚肉は食べやすく切る。なべに水適量と酒を入れて沸騰させ、豚肉を加えてゆでる。火が通ったらざるに上げ、水けをきる。

2 トマトは角切り、にらは小口切りにしてボウルに入れ、A を加えてまぜ合わせる。

3 器にブロッコリースプラウトを敷いて 1 を盛り、2 のたれをかける。

豚ヒレ肉とえびのパワフルポトフ

タンパク質 39.8g
糖質 4.6g

タンパク質のトリプトファンと
えびのビタミンEがストレスを軽減します！
えびのだしが効いたスープで、豚ヒレもしっとり。

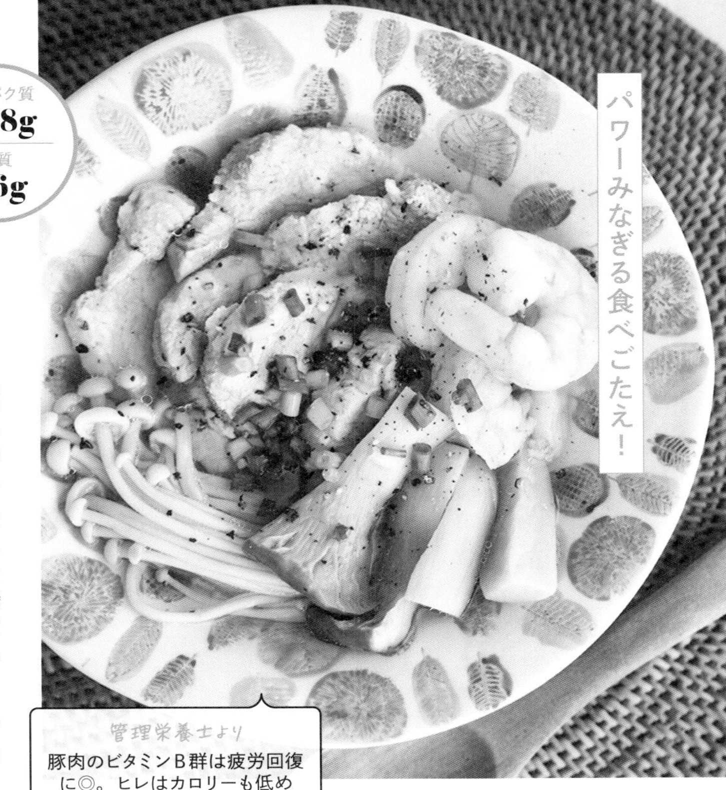

材料（2〜3人分）

- 豚ヒレかたまり肉……250g
- えび……8尾
- えのきだけ
  ……1/3パック
- エリンギ……1本
- 小ねぎ（小口切り）
  ……適量
- コンソメスープのもと（顆粒）
  ……7.5g
- ブラックペッパー
  ……適量

つくり方

1 豚肉は0.5㎝厚さに切り、えびは流水で洗う。えのき、エリンギは食べやすい大きさに切る。

2 なべに**1**を入れ、ひたる程度の水を入れる。コンソメスープのもとを加えてふたをし、沸騰したら中弱火にして10分ほど煮込む（ほったらかしでOK!）。

3 器に盛り、ブラックペッパーを振り、小ねぎを散らす。

管理栄養士より
豚肉のビタミンB群は疲労回復に◎。ヒレはカロリーも低め

元気の出る豚ピーみそ炒め

タンパク質 28.8g
糖質 14.6g

発酵食品の豆板醤を使う
のがポイント。腸活にもなって、
疲れた心と体を元気に。
ポルトガルでも食べてました！

ピリ辛味でわが家の男子に大人気！

材料（2〜3人分）

- 豚肩ロース肉……300g
- キャベツ……大2枚
- ピーマン……2個
- 小ねぎ……適量
- A
  - おろしにんにく……1かけ分
  - 豆板醤、かたくり粉
    ……各小さじ1
  - しょうゆ……大さじ2
  - メープルシロップ
    ……大さじ1弱
  - 塩、こしょう……各適量
  - 水……大さじ1

管理栄養士より
豆板醤のカプサイシンには
脂肪燃焼効果も

つくり方

1 豚肉とキャベツは食べやすい大きさに、ピーマンは角切りにする。Aの調味料はまぜ合わせる。

2 フライパンに豚肉を入れて炒め、火が通ったら、キャベツ、ピーマンを加えて炒める。Aを加え、味をからめる。

3 器に盛り、適当な長さに切った小ねぎをのせる。

疲れに効く！
権田家のしょうが焼き

管理栄養士より
しょうがのジンゲロールとショウガオールで抗酸化

心身ともにパワーがほしいときに
つくるのがこのしょうが焼き。
栄養素てんこ盛りのがっつり味。
さっとつくれるのもうれしい！

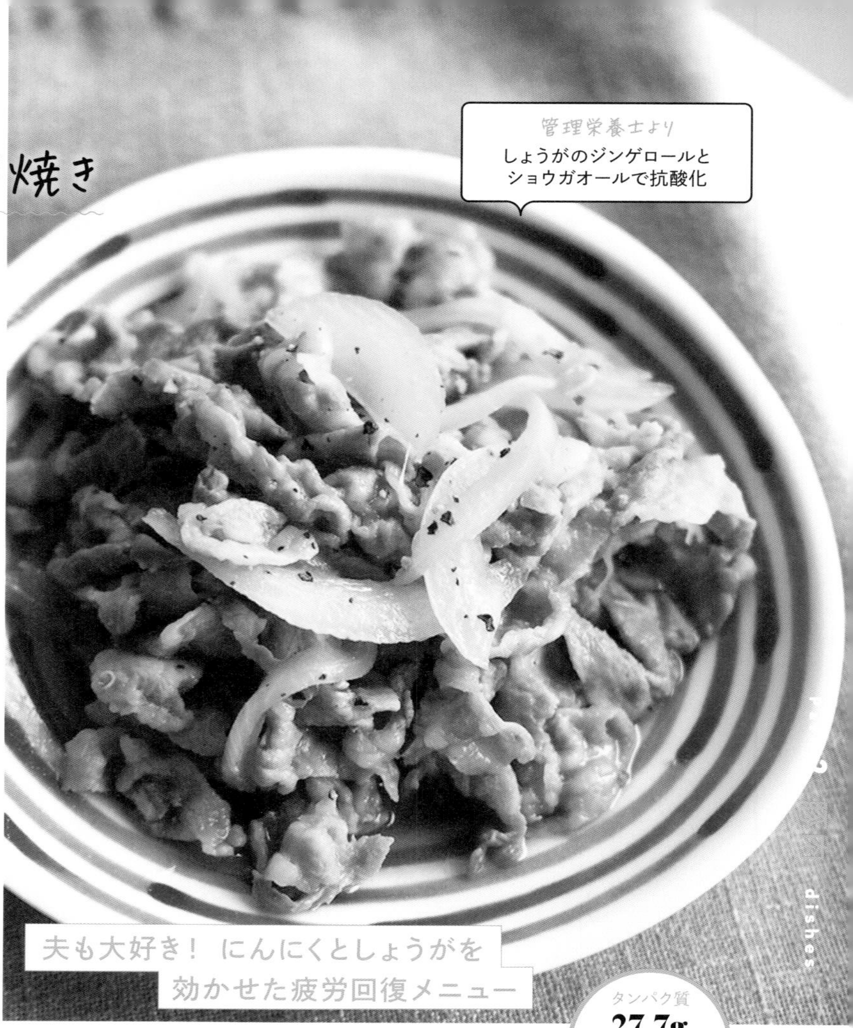

材料（2人分）

豚肩ロース肉……300g
玉ねぎ……1/3個
塩、こしょう……各少々

A
- おろしにんにく、おろししょうが……各1かけ分
- しょうゆ……大さじ2
- メープルシロップ、酒……各大さじ1

つくり方

1 玉ねぎは薄切りにする。豚肉は塩、こしょうを振って下味をつけ、フライパンで焼く。

2 玉ねぎを加え、豚肉とともに火が通ったら、Aを加えて炒める。好みであらびき黒こしょうを振る。

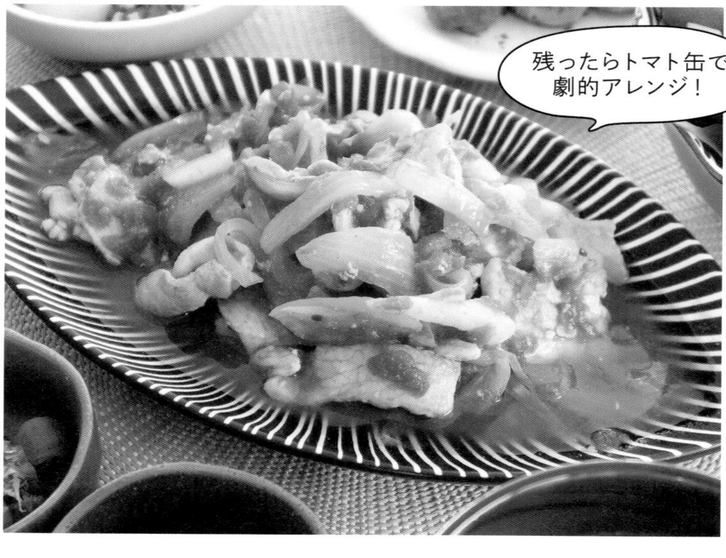

夫も大好き！ にんにくとしょうがを
効かせた疲労回復メニュー

タンパク質
27.7g
糖質
12.1g

残ったらトマト缶で
劇的アレンジ！

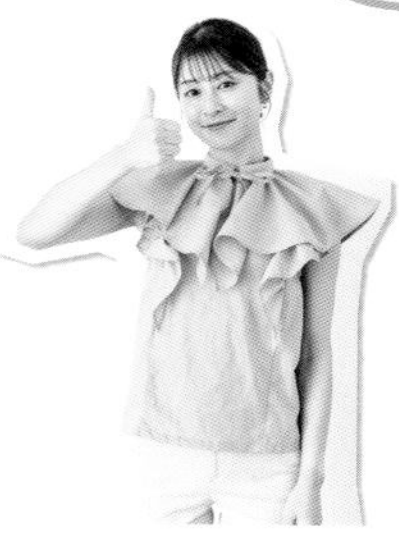

しょうが焼きはたっぷりつくって翌日にもアレンジ。フライパンに移してトマト缶を加えるだけで、トマトのビタミンCやリコピンも加わり免疫力がアップ！

dishes

効率よくビタミン補給。カリッ、じゅわっの食感も◎

管理栄養士より
スペアリブのビタミンDが
セロトニンの分泌を促進し心が安定

頑張りが続くスペアリブ

骨の周りにはビタミンとうまみがギュッと。
魚焼きグリルを使うと余分な脂が落ちて
カリッと仕上がりますよ！

タンパク質 45.1g
糖質 9.9g

材料（2～3人分）

スペアリブ……600g
好みの葉野菜……適量
A
- おろしにんにく……1かけ分
- しょうゆ……大さじ2
- 酒、メープルシロップ……各大さじ1

つくり方

1 スペアリブにフォークで穴をあけ、ポリ袋に入れる。Aを加えてからめ、冷蔵室に30分以上おく。
2 1を魚焼きグリルに入れ、弱火で15分じっくり焼く。
3 器に盛り、葉野菜を添える。

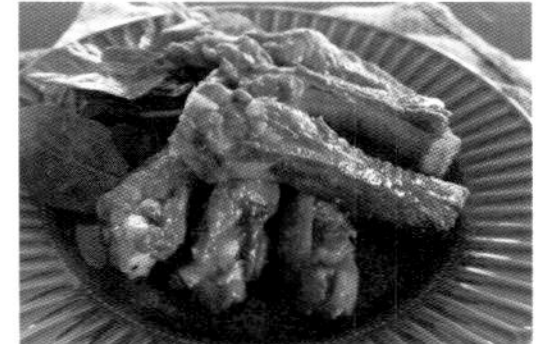

メープルシロップをマーマレードにかえても美味！ うまみたっぷりのスペアリブに濃厚なたれがからんで、あっという間に完食ですよ♡

整う豚汁

豚汁はタンパク質、ビタミン、ミネラルが一気にとれる
万能みそ汁。心身のバランスを整えてくれます！

タンパク質 12.7g
糖質 12.0g

材料（2人分）

豚肩ロース肉……100g
れんこん……100g
にんじん……1/3本
ねぎ……10㎝
干ししいたけ（水でもどす）
……2個
こんにゃく……100g
みそ……大さじ1
だし……適量
ごま油……小さじ1

つくり方

1 豚肉と野菜、しいたけ（もどし汁は残しておく）、こんにゃくは食べやすい大きさに切る。
2 フライパンにごま油を熱し、豚肉を炒める。火が通ったら、残りの1を加えてさらに炒める。
3 なべに2とだしともどし汁を入れて、ひと煮立ちさせる。火を止めてみそをとき入れる。

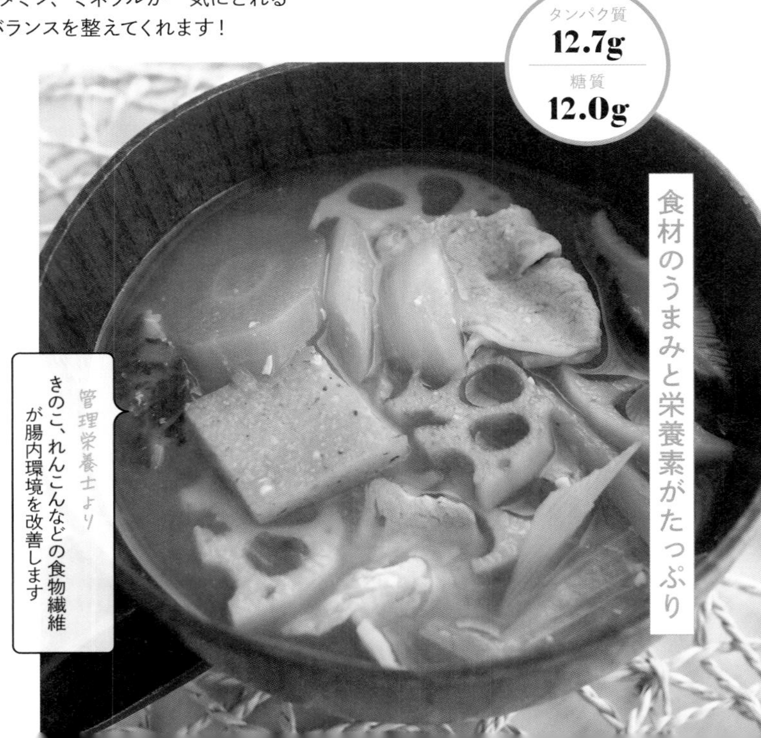

管理栄養士より
きのこ、れんこんなどの食物繊維が腸内環境を改善します

食材のうまみと栄養素がたっぷり

小ねぎの疲労回復肉巻き

甘辛の豚肉＋小ねぎのタッグで栄養素をぐんぐん吸収！

タンパク質 19.0g
糖質 10.0g

豚バラ肉よりも脂質が少なくて消化のいい豚肩ロース肉を使うのがわが家の肉巻き。ビタミンB群のナイアシンも多く、セロトニンの働きを助けて心が安定！

材料（2人分）

豚肩ロース肉……200g
小ねぎ……5本
しょうゆ、メープルシロップ……各大さじ1
塩、こしょう……各少々

つくり方

1 豚肉を並べ、3等分に切った小ねぎをのせて巻き、食べやすく切り、塩、こしょうを振って下味をつける。

2 フライパンに**1**の巻き目を下にして並べて焼く（豚肉から脂が出るので、焼き油なしでOK）。

3 焼き色がついたらふたをし、5分蒸し焼きにする。

4 強火にし、しょうゆ、メープルシロップを加え、味をからませる。

管理栄養士より
心身のサビを防ぐ小ねぎのβ-カロテンは、油で調理すると吸収率がアップします

肉巻きのアレンジは無限大！

ゴーヤー肉巻き

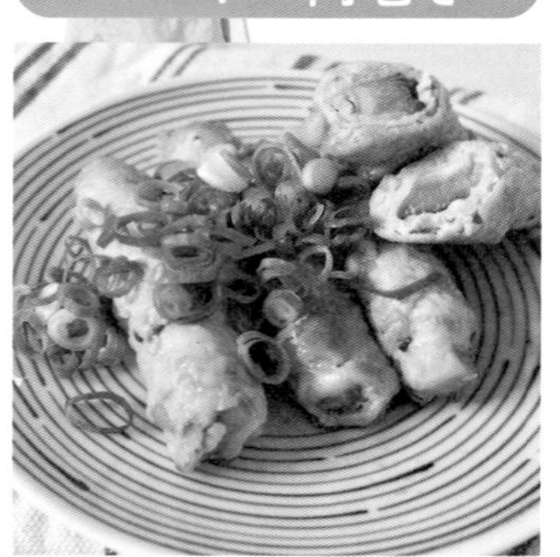

ビタミンCたっぷりのゴーヤー。細長く切り、塩をもみ込みさっとゆでで、豚肉で巻く。にんにくで炒め、小口切りの小ねぎを山盛りに！

アスパラ巻き

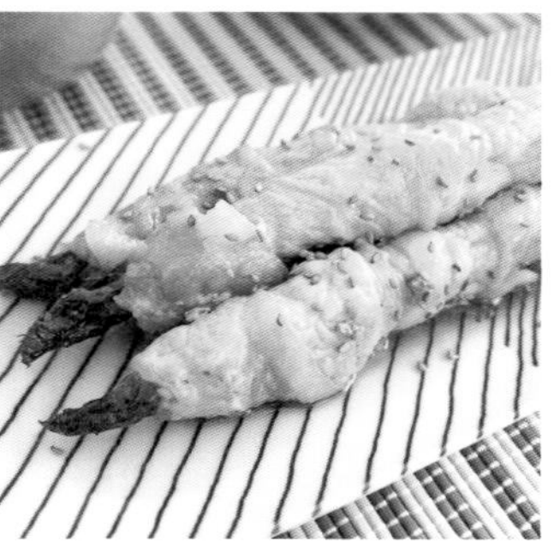

ビタミンC・Eが豊富なアスパラガスに豚肉を2枚巻いてつくります。ボリューム感のある肉巻きです！

梅しそ巻き

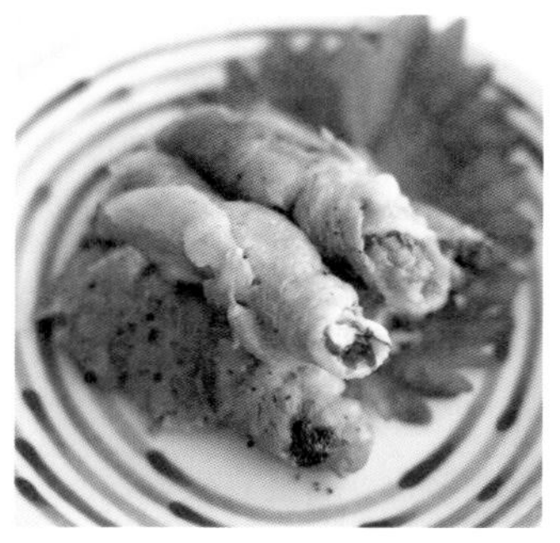

豚肉にビタミン豊富な青じそ、たたいた梅肉をのせて巻き巻き。食欲のない夏でもさっぱりいただけます。

ビタミン補給パリパリピーマン

ピーマンの豊富なビタミンCがストレスを軽減してくれます！ 冷蔵室で冷やして食べても OK。つくりおきにもぴったりです♪

タンパク質
19.2g
糖質
6.7g

スパイシーで濃厚な肉みそとピーマンは相性抜群！

材料（2人分）

合いびき肉……200g
ピーマン……3 個
トマト……1/4 個
クミンパウダー、ターメリックパウダー、パプリカパウダー……各小さじ 1
しょうゆ、トマトケチャップ……各大さじ 1
塩、こしょう……各少々

つくり方

1. 耐熱容器にひき肉を入れ、スパイス、しょうゆ、塩、こしょうを加え、軽くまぜ合わせる。ラップをふんわりとかけ、電子レンジ（600W）で2分加熱し、一度とり出して全体をまぜ、同様に3分加熱する。ケチャップを加えてまぜ、あら熱をとる。
2. ピーマンは縦半分に切る。**1** を盛りつけ、みじん切りにしたトマトをのせる。

管理栄養士より
ピーマンの生食で、栄養素をまるごと摂取できるメニューです

試合前のローストポーク

豚ヒレ肉は脂肪分が少なく、消化に負担をかけずパワーチャージ。豊富なビタミン B1 は成長期の子どもにも♪ 調理も炊飯器で簡単！

管理栄養士より
豚ヒレ肉は効率よくエネルギーに変換する、L-カルニチンが豊富です

タンパク質
22.8g
糖質
2.4g

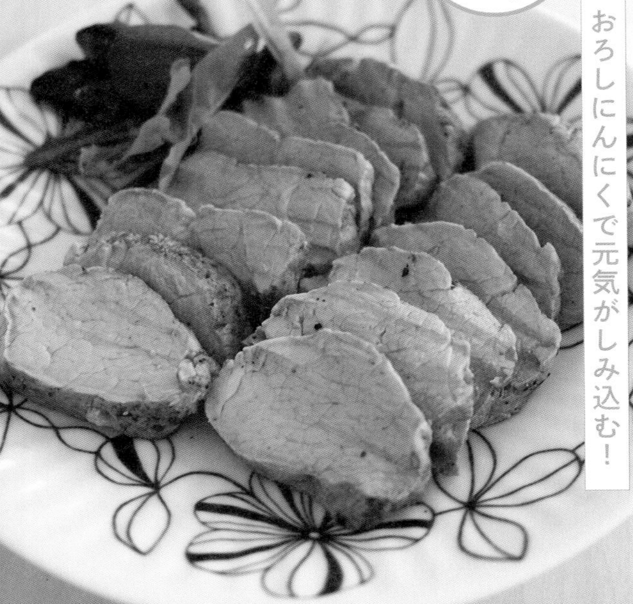

おろしにんにくで元気がしみ込む！

材料（2人分）

豚ヒレかたまり肉……200g
好みの葉野菜……適量
おろしにんにく……1 かけ分
オールスパイス……小さじ 1
塩、こしょう……各少々

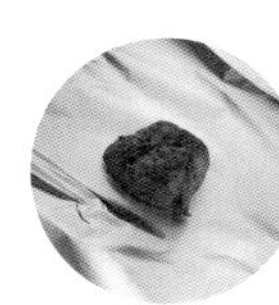

ホイルで巻いて保存袋に

つくり方

1. 豚肉はフォークで全体に穴をあけ、長さを半分に切る。ボウルににんにくと調味料をまぜ合わせ、豚肉を入れてもみ込む。
2. フライパンに豚肉を入れて焼き、表面に焼き色をつける。
3. **2** をアルミホイルで包み、ジッパーつき保存袋に入れる。炊飯器の内釜に袋を入れて熱湯をひたひたに注ぎ、1時間保温する。
4. 袋から豚肉をとり出して食べやすく切って器に盛り、葉野菜を添える。

自律神経が整うワンパンみそハンバーグ

発酵食品のみそをプラスして腸活に。腸内環境を改善して自律神経を整えてくれます。
材料がシンプルだから、すぐにつくれてお弁当にも活躍しますよ！

タンパク質 **30.4g**
糖質 **9.3g**

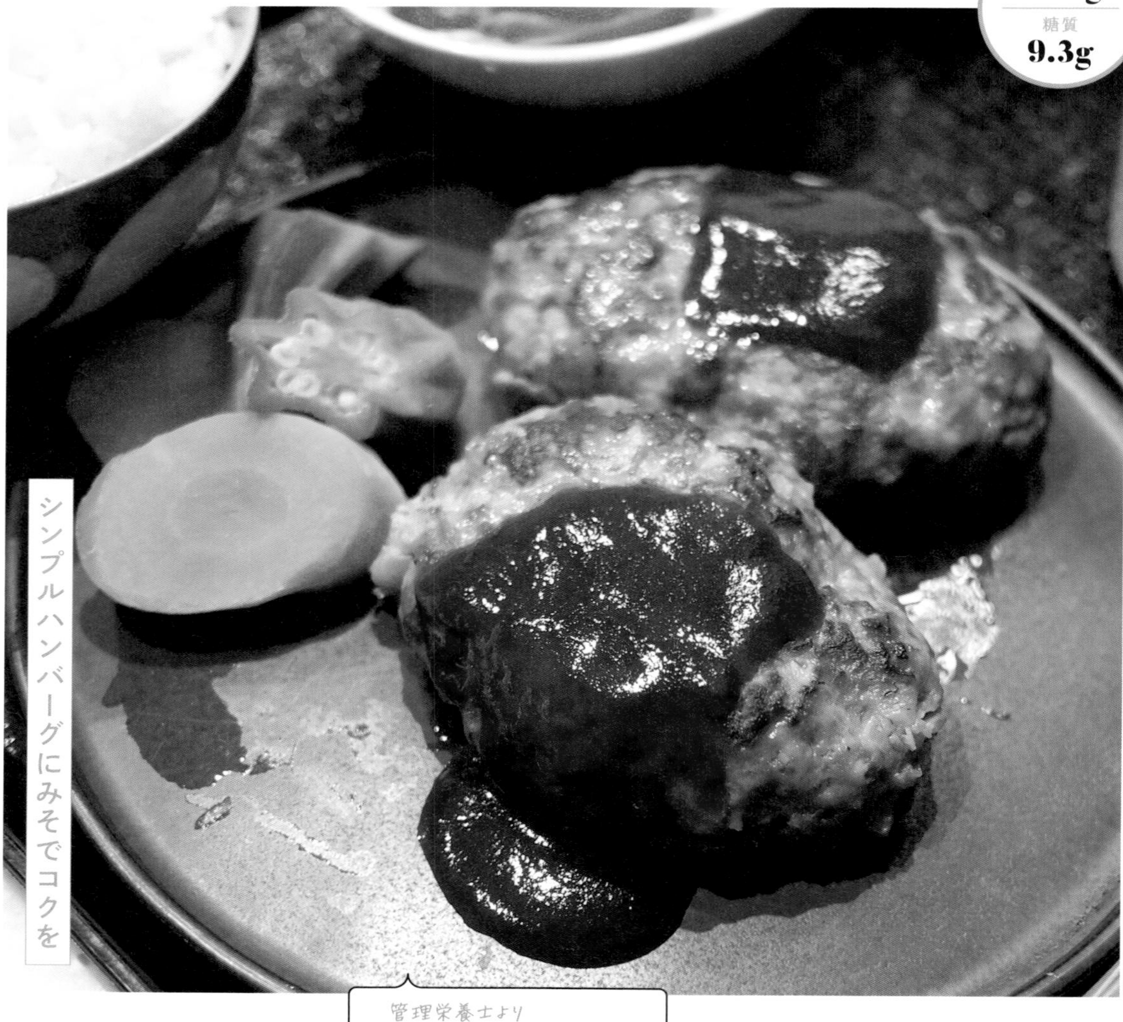

シンプルハンバーグにみそでコクを

管理栄養士より
豚肉と牛肉のL-カルニチンを
生かした脂肪燃焼ハンバーグです

材料（3人分）

豚ひき肉……250g
牛ひき肉……250g
玉ねぎ……1/2個
にんじん、オクラなど
　好みの野菜……適量
かたくり粉……大さじ2
みそ……大さじ1
塩……少々

つくり方

1. 玉ねぎはみじん切りにし、耐熱容器に入れてラップをふんわりとかけ、電子レンジ（500W）で2分加熱する。
2. 1にひき肉、かたくり粉、みそ、塩を加えてまぜ合わせ、小判形にする。
3. フライパンに、2と食べやすく切った野菜を入れて焼く。
4. 器に3を盛り、好みでソースをかける。

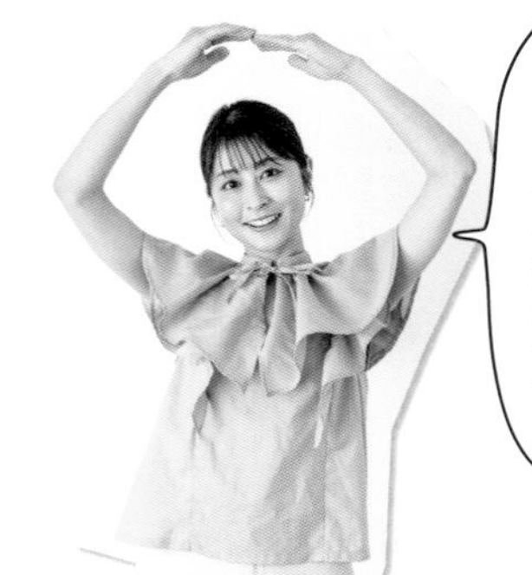

低カロ高タンパクチンジャオロース

管理栄養士より
豚ヒレ肉とピーマンのビタミンC
でストレス対策になります

わが家のチンジャオロースは低脂肪の豚ヒレ肉で。トリプトファンとビタミンB_1が、脳の神経伝達をスムーズにし、心を安定させてくれます。

材料（1～2人分）

豚ヒレ肉……200g
ピーマン……2個
たけのこ……1個
かたくり粉……大さじ1/2
塩、こしょう……各少々
A
- オイスターソース……大さじ1
- 鶏ガラスープのもと、しょうゆ……各小さじ1

つくり方

1 豚肉、ピーマン、たけのこは細切りにする。

2 豚肉に塩、こしょうを振って下味をつけ、かたくり粉をまぶす。

3 フライパンに**2**を入れて熱し、軽く火が通ったら、ピーマン、たけのこを加えて炒める。まぜ合わせたAを加え、味をからめる。

タンパク質 **51.7g**
糖質 **13.7g**

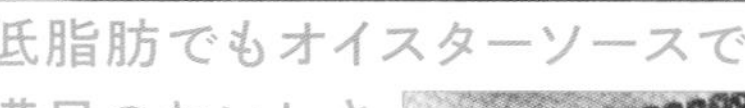

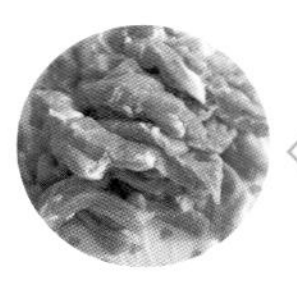
《 包丁の背でたたいてから細切りに
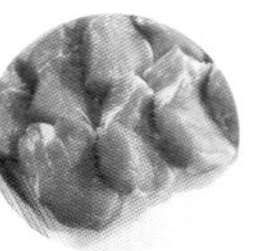

メンタル応援 豚ヒレのマスタード焼き

管理栄養士より
豚ヒレ肉は鉄や亜鉛などの
ミネラルが豊富です

豚肉を蒸し焼きにして、発酵食品のヨーグルトとマスタードをかけ、ヘルシーに。豚ヒレのカルシウムやミニトマトのビタミンCでストレスが軽減。

材料（2人分）

豚ヒレかたまり肉……250g
ミニトマト……4個
ししとうがらし（好みの野菜でもOK）……2本
酒……大さじ1
A
- アーモンドヨーグルトまたは好みのヨーグルト、粒マスタード……各大さじ1
- メープルシロップ……小さじ1

つくり方

1 豚肉は薄切りにし、半量をアルミホイルにのせ、ミニトマト、ししとうの各半量も並べる。それぞれに酒を回しかけて包み、魚焼きグリルに入れて弱火で15分焼く。

2 アルミホイルを開き、まぜ合わせたAをかける。

タンパク質 **28.9g**
糖質 **5.6g**

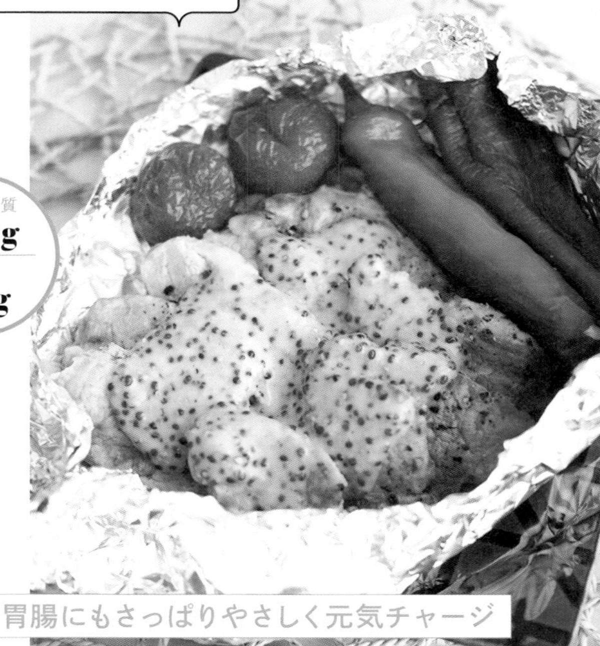
胃腸にもさっぱりやさしく元気チャージ

ポッサム風燃える豚しゃぶ

乳酸菌の力で腸内環境をよくしてくれるキムチ。
自律神経の乱れを防いで、心も安定させてくれる食材です！

管理栄養士より
キムチで消化力がアップ。豚肉の栄養素をしっかり吸収できます

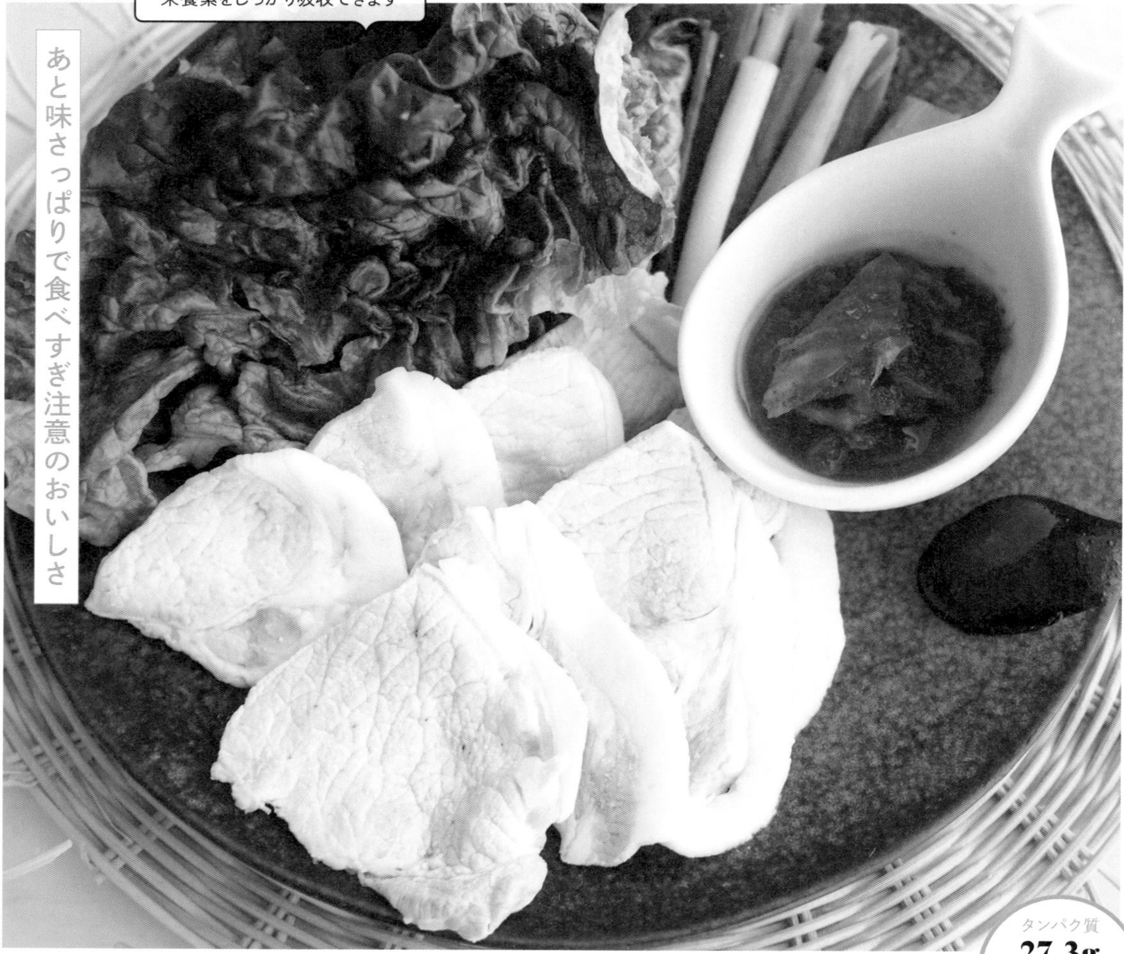

あと味さっぱりで食べすぎ注意のおいしさ

タンパク質 **27.3g**
糖質 **9.4g**

材料（2人分）

豚ロース肉（しょうが焼き用）……250g
サニーレタス・キムチ……各適量
小ねぎ……4本
コチュジャン……適量

つくり方

1. 豚肉は食べやすいように半分に切り、ゆでてざるに上げる。
2. サニーレタスは食べやすくちぎる。小ねぎは3㎝長さに切る。
3. 器に**1**と**2**、キムチを盛り、コチュジャンを添える。サニーレタスで豚肉、キムチ、小ねぎを巻いて食べる。

肉も野菜もしっかりとれて栄養バランスばっちり！

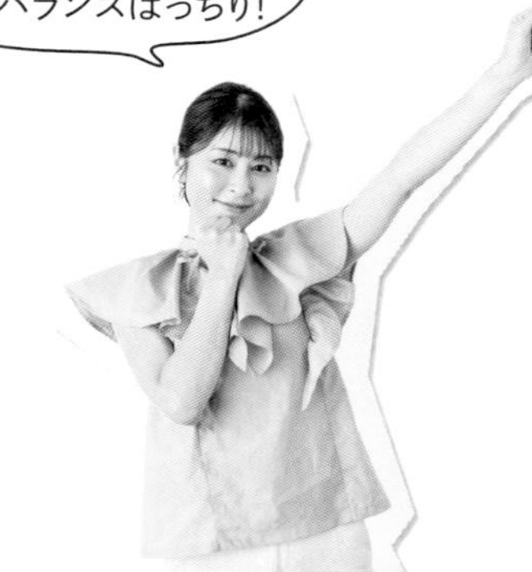

消化がよくてタンパク質もしっかり補給!!

Chicken 鶏肉

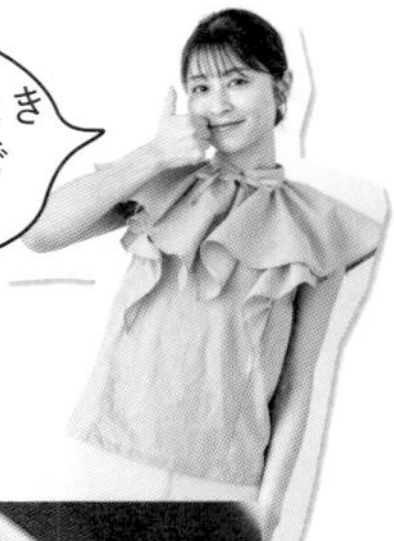

胃腸が疲れたときは鶏肉料理で疲労回復！

ももやささ身、手羽先など部位のバリエーション豊富な鶏肉。
それぞれの栄養素をしっかり生かしたメニューを紹介します！

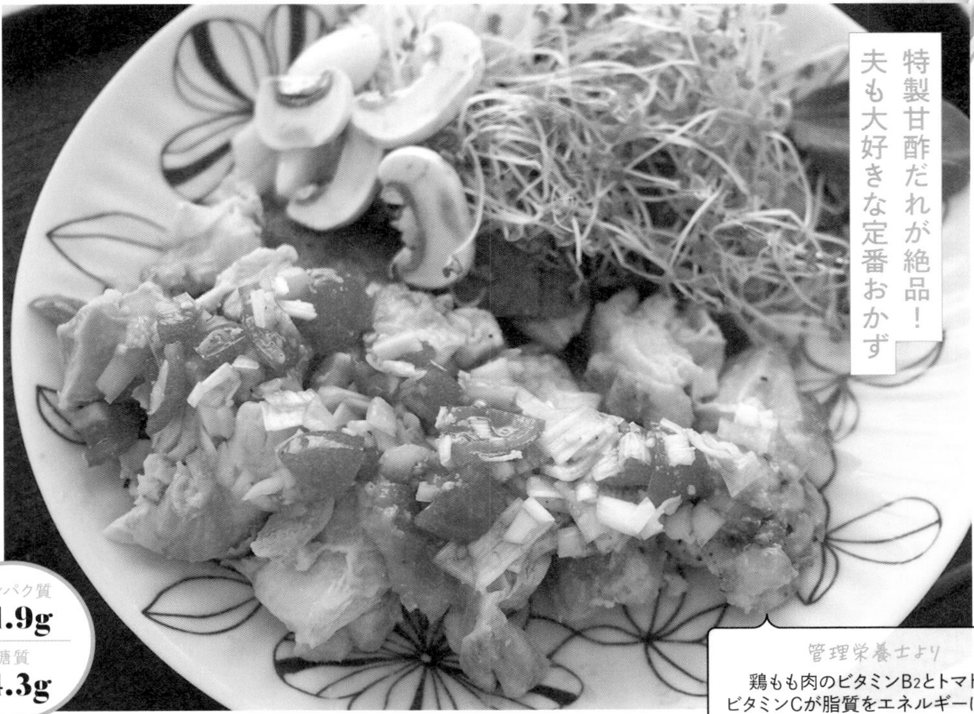

特製甘酢だれが絶品！
夫も大好きな定番おかず

タンパク質 **61.9g**
糖質 **14.3g**

管理栄養士より
鶏もも肉のビタミンB2とトマトのビタミンCが脂質をエネルギーに変換

がっつりなのに消化のいい米粉の油淋鶏

鶏もも肉に含まれる鉄が脳の神経伝達をスムーズに！
疲れてやる気が出ないときに食べてほしいメニューです！

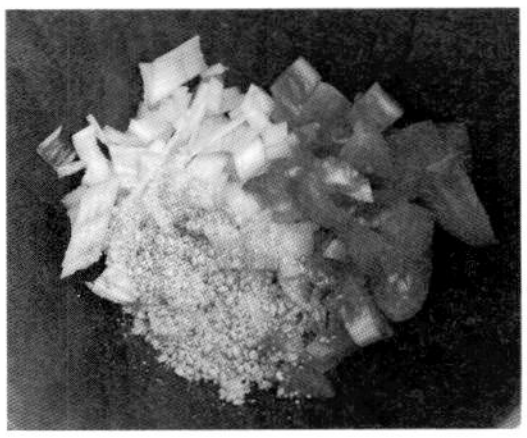

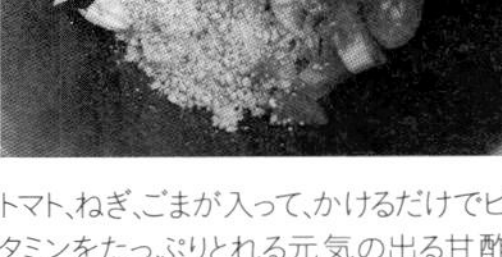

トマト、ねぎ、ごまが入って、かけるだけでビタミンをたっぷりとれる元気の出る甘酢だれ。肉にも魚にも野菜にも合いますよ！

材料（1〜2人分）

鶏もも肉……350g
トマト……1/2個
ねぎ……5㎝
いり白ごま……小さじ1
米粉、塩、こしょう……各適量
酢、しょうゆ……各大さじ1
ブロッコリースプラウト、
　マッシュルーム（薄切り）
　……各適量

つくり方

1. 鶏肉は切り込みを入れて開き、塩、こしょうを振って下味をつけ、米粉を全体にまぶす。
2. フライパンを中火で熱し、1を皮目を下にして焼き、返してさらに焼く。両面に焼き色がついたら、ふたをして蒸し焼きにする。火が通ったらふたをとり、皮目を強火でパリッと焼く。
3. トマトは小さく刻み、ねぎはあらみじん切りにし、ボウルに入れて酢、しょうゆ、ごまと合わせる。
4. 器に2を食べやすく切って盛り、3をかける。ブロッコリースプラウトとマッシュルームを添え、好みでターメリックパウダーをかける。

高タンパクなのに低脂肪な揚げずに唐揚げ

皮なし鶏むねをかたくり粉で焼いた、唐揚げ風だけどヘルシーなレシピ。
鶏むね肉は幸せホルモンをつくるトリプトファンが豊富で、ポジティブな気分に！

タンパク質
36.2g
糖質
6.1g

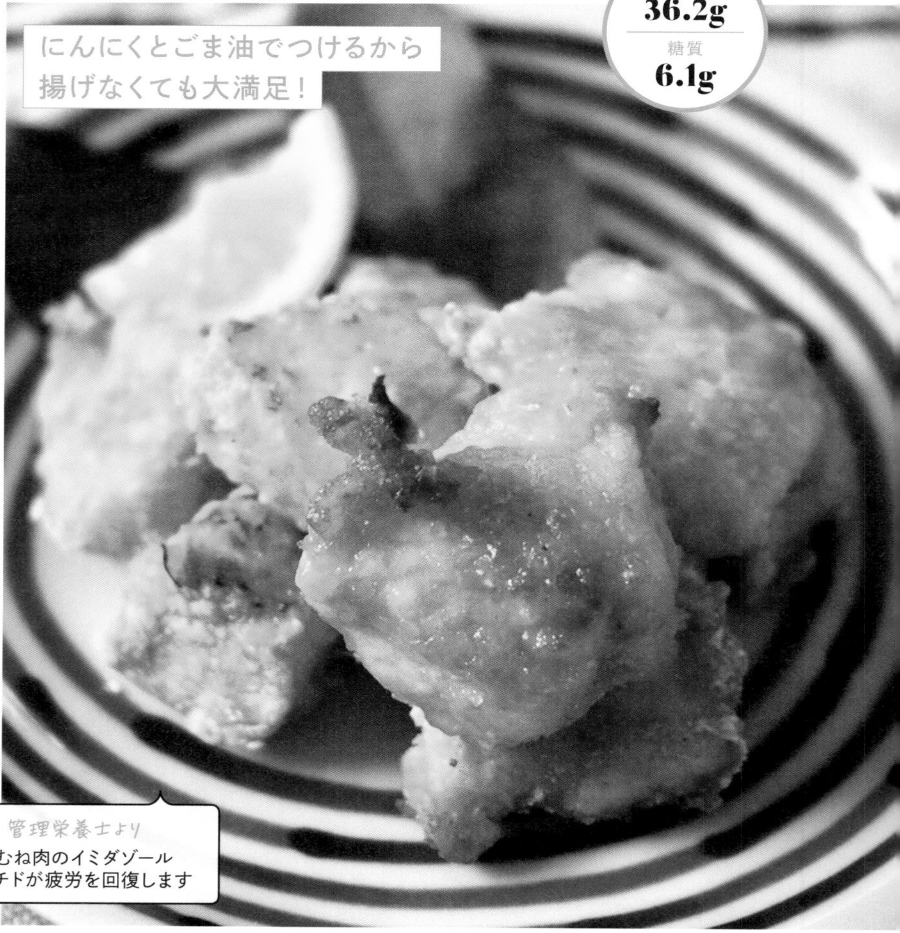

にんにくとごま油でつけるから
揚げなくても大満足！

材料（2人分）

鶏むね肉（皮なし）……1枚
好みの葉野菜……適量
レモン……1/4個
かたくり粉……大さじ1

A
- おろしにんにく……小さじ1/2
- ごま油……小さじ1
- 酒、しょうゆ……各大さじ1
- 塩……少々

つくり方

1 ボウルにAをまぜ合わせる。食べやすく切った鶏肉を加えてもみ込み、10分ほどおき、汁けをきってかたくり粉をまぶす。

2 オーブンの天板にオーブンシートを敷いて1を並べ、230度に予熱したオーブンで10分焼く。鶏肉を返してさらに5分焼く。

3 器に盛り、葉野菜を添え、半分に切ったレモンをしぼって食べる。

管理栄養士より
鶏むね肉のイミダゾール
ペプチドが疲労を回復します

コチュジャンと
ケチャップで！

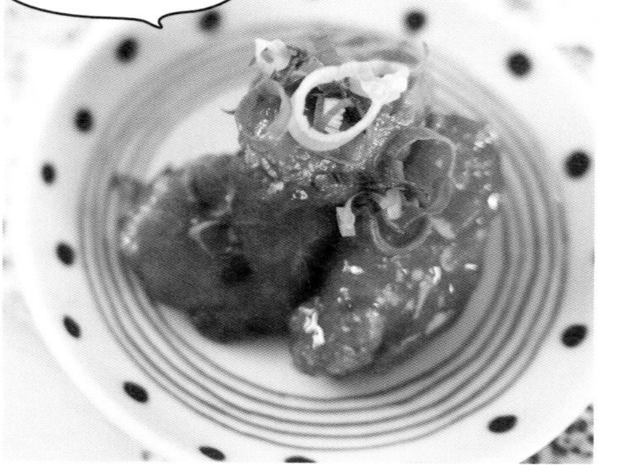

残った唐揚げは、コチュジャンとトマトケチャップ、酢をまぜた甘ずっぱだれをたっぷりからめてアレンジ。冷めてもあっという間になくなりますよ！

味つけを変えれば毎日でもいける！

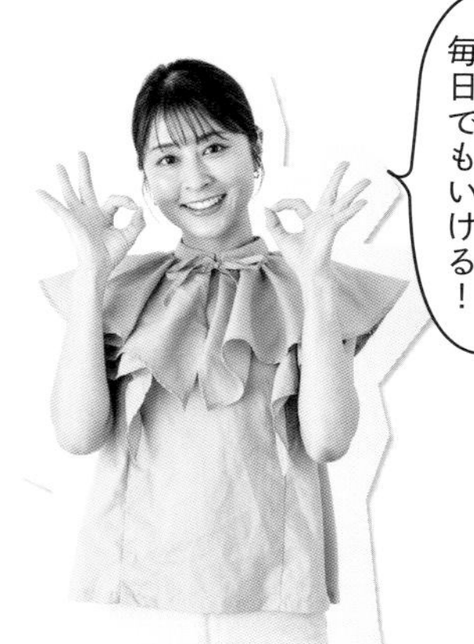

メンタルにもお財布にも やさしいチキンアドボ

酢を使った煮込み料理・アドボでさっぱりタンパク質補給。
手羽元はメンタルを安定させるトリプトファンと
カルシウムがたっぷりで、お安めなのもありがたい！

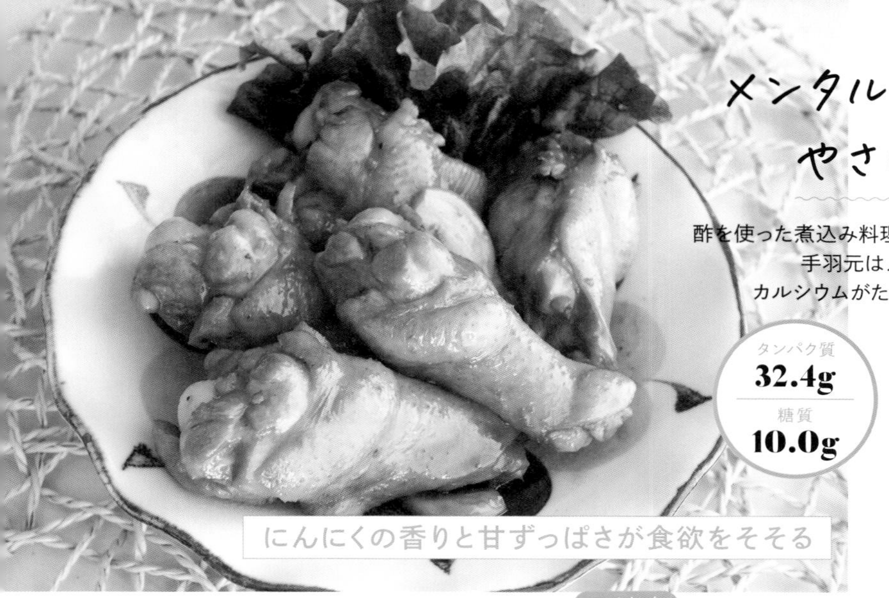
にんにくの香りと甘ずっぱさが食欲をそそる

タンパク質 **32.4g**
糖質 **10.0g**

材料（2 人分）

鶏手羽元……8 本
にんにく……2 かけ
塩、こしょう……各少々
A　メープルシロップ……大さじ 1
　　しょうゆ、酢……各大さじ 2
　　水……250㎖

つくり方

1. 手羽元はフォークで穴をあけ、塩、こしょうを振って下味をつける。
2. フライパンに **1** と薄切りにしたにんにくを入れて焼く。表面に焼き色がついたら、A を加え、ふたをして火を通す。
3. ふたをとり、強火にして全体に味をからませる。器に盛り、好みでサニーレタスを添える。

管理栄養士より
にんにくにもトリプトファンが。
ほかの食材を加えても◎

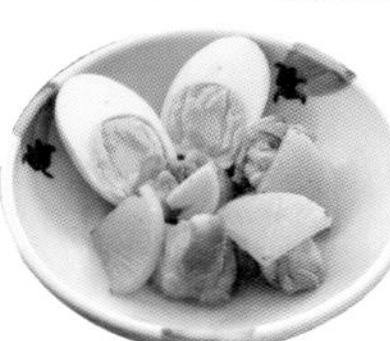

心を立て直す コリコリ鶏バーグ

鶏軟骨はタンパク質のほかに
ビタミン B 群やカルシウムなど、
メンタルに効く栄養素がたっぷりで
積極的にとりたい食材。
ハンバーグ風なら子どもも食べやすい！

管理栄養士より
鶏軟骨のパントテン酸や
カルシウムがストレスを緩和

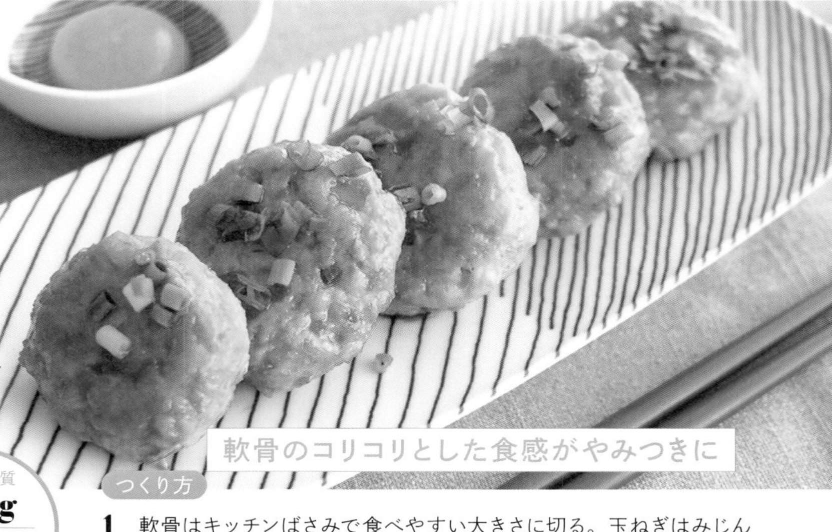
軟骨のコリコリとした食感がやみつきに

タンパク質 **40.1g**
糖質 **18.4g**

材料（2 人分）

鶏やげん軟骨……170g
鶏むねひき肉……300g
玉ねぎ……1/4 個
卵黄……1 個分
小ねぎ（小口切り）……適量
おろししょうが……1 かけ分
かたくり粉……大さじ 1
塩……少々
A　しょうゆ、酒、メープルシロップ……各大さじ 1

つくり方

1. 軟骨はキッチンばさみで食べやすい大きさに切る。玉ねぎはみじん切りにする。
2. ボウルに **1** を入れ、ひき肉、しょうが、かたくり粉、塩を加えてまぜ合わせ、円形にする。
3. フライパンに **2** を入れて両面を焼く。焼き色がついたらふたをし、蒸し焼きにする。
4. ふたをとり、A を加えて強火にし、味をからませる。
5. 器に盛り、小ねぎを散らす。といた卵黄をつけながら食べる。

ノンオイルでヘルシー！ 甘辛手羽先

手羽先に含まれるナイアシンがセロトニンを生成して心を安定させます。
米粉を使うので、腸内環境にも◎です！

息子のリクエストNo.1おかず！

タンパク質 30.8g
糖質 12.6g

管理栄養士より
手羽先のビタミンCがストレスを軽減してくれます

材料（2人分）

鶏手羽先……6本
いり白ごま……適量
おろしにんにく……1かけ分
米粉、酒、しょうゆ、メープルシロップ……各大さじ1
塩、こしょう……各少々

つくり方

1 手羽先はフォークで穴をあけ、塩、こしょうを振って下味をつけ、米粉をまぶす。

2 フライパンに**1**を入れて中火で両面を焼く。焼き色がついたらふたをして蒸し焼きにする。

3 強火にし、酒、しょうゆ、メープルシロップ、にんにくを加え、味をからませる。器に盛り、ごまを散らす。

お弁当で元気が出る鶏もも肉の甘辛ケチャオイ

朝でもラクラクの定番お弁当レシピ！

管理栄養士より
玉ねぎの硫化アリルと鶏もも肉のビタミンB_1で疲労回復

鶏もも肉のトリプトファンと
ピーマンのビタミンCで元気を。
蒸し焼きでほったらかし、
最後に味をからめるだけ！

タンパク質 22.0g
糖質 6.2g

材料（2人分）

鶏もも肉……250g
玉ねぎ……1/4個
ピーマン……1個
トマトケチャップ、オイスターソース……各大さじ1
塩、こしょう……各少々

つくり方

1 鶏肉は食べやすい大きさに切って塩、こしょうを振って下味をつける。玉ねぎは薄切り、ピーマンは乱切りにする。

2 フライパンに鶏肉を入れて炒め、軽く火が通ったら玉ねぎ、ピーマンを加え、ふたをして火を通す。

3 ふたをとり、キッチンペーパーでフライパンの脂を軽くふき、ケチャップとオイスターソースを加えて強火にし、味をからませる。

時短で高タンパクな炊飯器でよだれ鶏

炊飯器でほったらかしでつくれる時短メニュー。
ピリ辛味であっという間にタンパク補給完了！
鶏むね肉に含まれるナイアシンも
心の健康をサポートしてくれますよ。

ねぎ、ごま、ナッツで栄養とおいしさ増し！
管理栄養士より
鶏むね肉のナイアシンは
３大栄養素の代謝を助けます
タンパク質
83.0g
糖質
20.4g
ほったらかしで
たれを
かけるだけ！

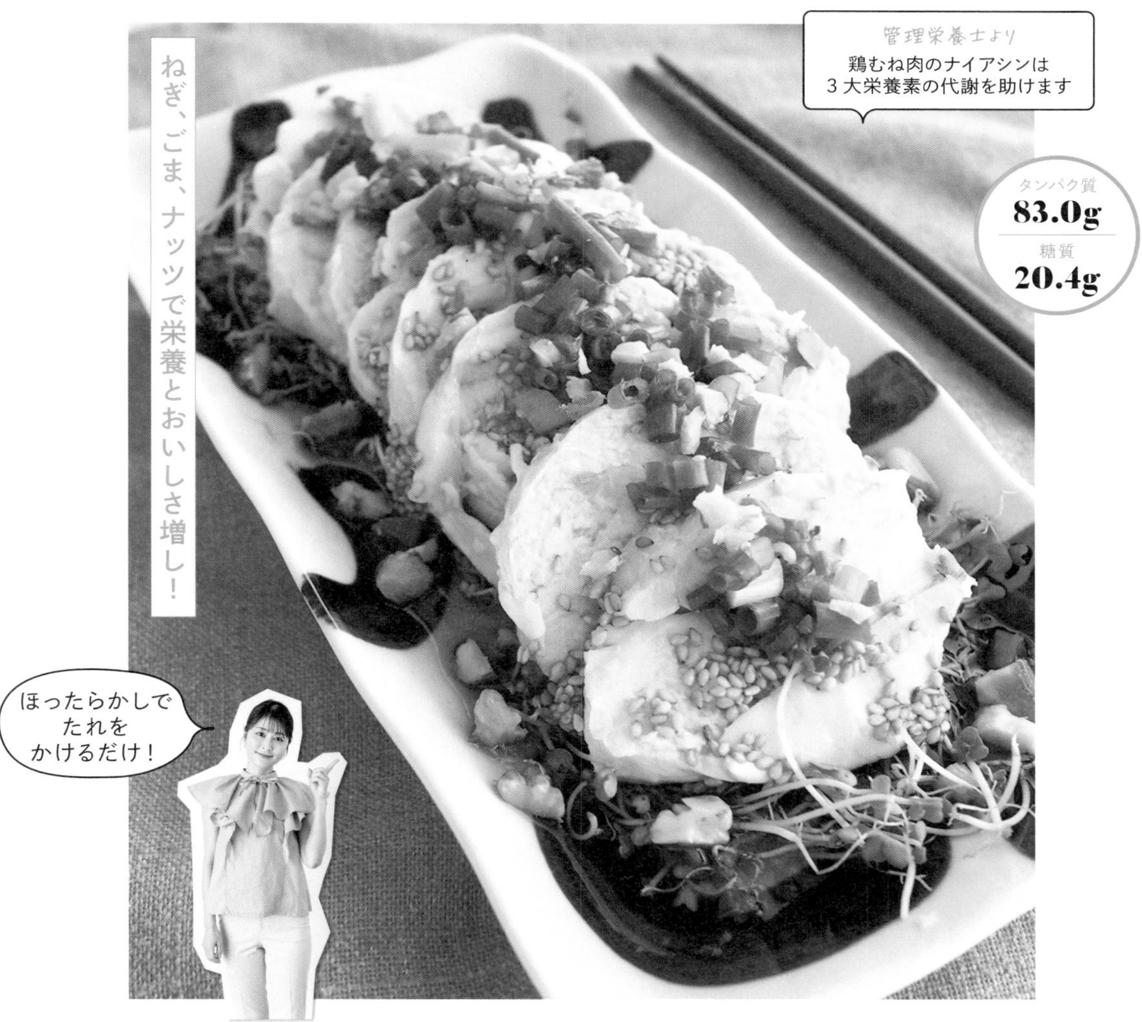

材料（1〜2人分）

鶏むね肉……360g
ブロッコリースプラウト、アーモンドなどのナッツ、
　小ねぎ（小口切り）……各適量
塩、こしょう……各少々

A
- メープルシロップ、いり白ごま……各大さじ１
- チリオイル（ラー油でも可）……適量
- しょうゆ、酢……各大さじ２

つくり方

1. 鶏肉はフォークで穴をあけ、塩、こしょうを振って下味をつけ、ジッパーつき保存袋に入れ、空気を抜く。
2. 炊飯器の内釜に **1** を袋ごと入れ、ひたるくらいの熱湯を注ぎ（もし袋が浮いてしまうようなら、皿をのせて重しにする）、１時間保温する。
3. 鶏肉をとり出し、食べやすい大きさに切り、器にブロッコリースプラウトを敷いた上に盛る。まぜ合わせた A をかけ、小ねぎをのせ、刻んだナッツを散らす。

晩酌でタンパク補給できる ささ身の葛たたき

梅干しとみょうがでさっぱり心を整える

実は晩酌が大好きな私（笑）。
おつまみは鶏ささ身肉でヘルシーに。
本来、葛粉を使いますが、かたくり粉で代用。
ぱさつかないのでつるっと食べられます。

タンパク質 **19.0g**
糖質 **2.4g**

材料（2 人分）

鶏ささ身……2 本
みょうが……1/2 個
梅干し……大 2 個
青じそ、いり白ごま、かたくり粉……各適量
塩、こしょう……各少々

つくり方

1. ささ身は筋をとって食べやすく切り、塩、こしょうを振って下味をつけ、かたくり粉をまぶす。
2. なべに湯を沸かし、1を入れて火を通す。
3. 器に 2 の水けをきって盛り、細切りにした青じそ、種をとってたたいた梅干しをのせ、斜め薄切りにしたみょうがを添え、ごまを散らす。

管理栄養士より
ささみは「抗ストレスビタミン」のパントテン酸が豊富

鶏ささ身の腸活とろろわさびじょうゆ

お疲れの夜もスルッと滋養強壮

長いもの滋養強壮効果で心身の疲労を回復します。
腸内環境も整ってメンタルが安定！

タンパク質 **33.1g**
糖質 **23.7g**

材料（1〜2人分）

鶏ささ身……3 本
長いも……100g
小ねぎ（小口切り）……適量
かたくり粉……大さじ 1
おろしわさび……適量
しょうゆ……大さじ1
塩、こしょう……各少々

つくり方

1. ささ身は一口大に切り、塩、こしょうを振って下味をつけ、かたくり粉をまぶす。なべに湯を沸かし、ゆでる。
2. 水けをきった 1 を器に盛り、おろした長いもをのせ、わさびとしょうゆをまぜ合わせてかけ、小ねぎをのせる。

管理栄養士より
長いもがタンパク質の消化を助けて相性抜群！

にんにくの風味で
息子も大好きなおかず！

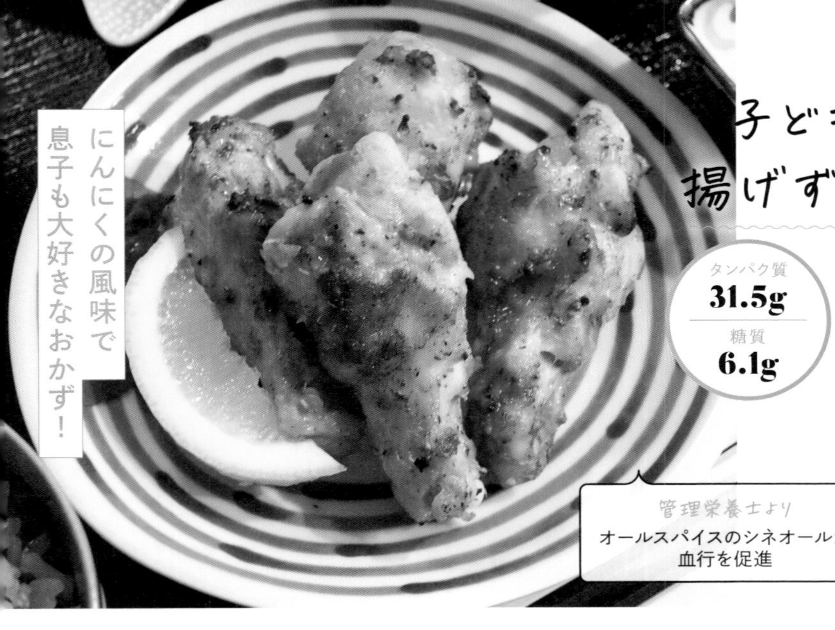

子どもに元気チャージ！揚げずにスパイシーチキン

タンパク質 31.5g
糖質 6.1g

フライドチキン風に香ばしく焼いた手羽元。豊富なビタミン B6 がタンパク質や糖質の代謝をサポート、心身の疲労回復を促進してくれるメニューです！

管理栄養士より
オールスパイスのシネオールが血行を促進

材料（2 人分）

鶏手羽元……8 本
好みの葉野菜……適量
レモン……1/4 個
にんにく、しょうが……各 1 かけ
米粉、オールスパイス……各適量
塩、こしょう……各少々

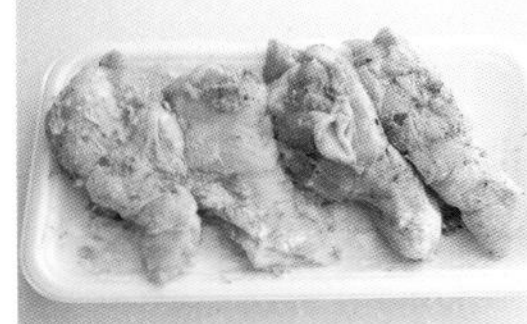

グルテンフリーの米粉はさらっとこまかく、揚げ物風のグリルレシピにぴったり。脂質も糖質も抑えながら、子どもも大満足のレシピ。

つくり方

1 手羽元はフォークで穴をあけ、塩、こしょうを振って下味をつける。にんにくとしょうがはおろし、オールスパイスとともに手羽元にもみ込む。

2 1 に米粉をまぶし、魚焼きグリルに入れ、中火で 12 分ほど焼く。

3 器に盛って葉野菜を添え、半分に切ったレモンをしぼって食べる。

鶏だんごの免疫力塩麹煮

管理栄養士より
塩麹と野菜の食物繊維が腸内環境を整えます

タンパク質 20.3g
糖質 12.8g

鶏ひき肉を使うので消化の負担も少ない一品。落ち込みがちなときに食べてほしい、元気になれるパワースープです！

材料（2 人分）

鶏ひき肉……200g
（もも肉 1：むね肉 1）
白菜……2枚
れんこん……40g
干ししいたけ……2個
小ねぎ（小口切り）……適量
塩麹……大さじ1
A
おろししょうが……1かけ分
塩麹……小さじ1
かたくり粉……小さじ2

塩麹としいたけ、鶏肉のうまみで心も満腹

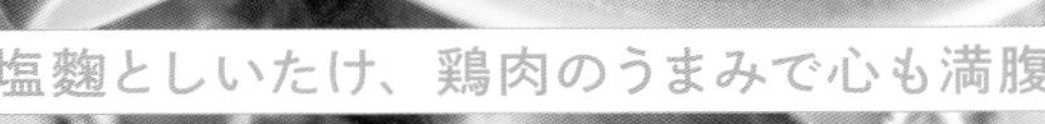

つくり方

1 干ししいたけは水でもどし、薄切りにする。もどし汁はとっておく。白菜は食べやすく切り、れんこんは薄切りにする。

2 ボウルにひき肉と A を入れてまぜ合わせ、だんご状に丸める。

3 なべに干ししいたけのもどし汁と水を合わせて 500㎖を入れ、2、しいたけ、白菜、れんこんを加える。塩麹を加え、ふたをして中火で火を通す。器に盛り、小ねぎを散らす。

しょうがを効かせて
おなかの中から
代謝アップ！

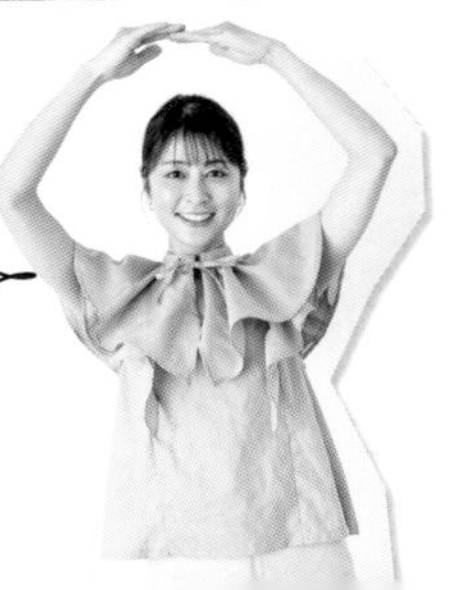

鉄とビタミン、トリプトファンがたっぷり

Lamb ラム肉

ラム肉は豚肉や牛肉よりも鉄が豊富！ メンタルの安定には
欠かせない栄養素なので、わが家では週に一度は食べています！

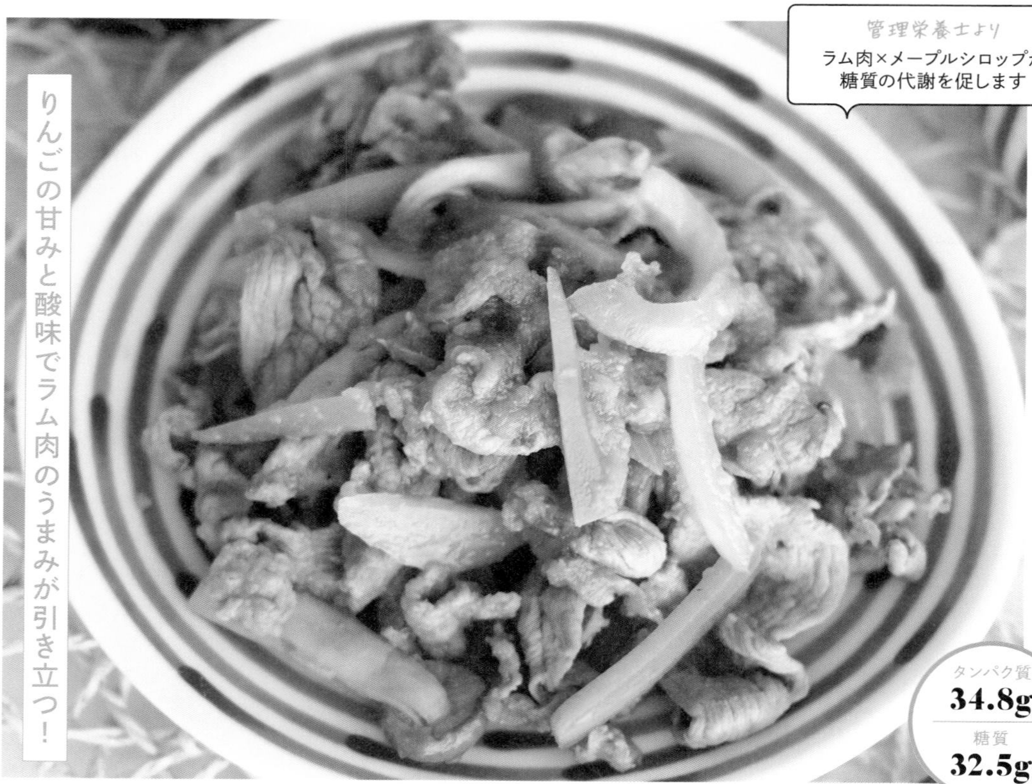

管理栄養士より
ラム肉×メープルシロップが
糖質の代謝を促します

りんごの甘みと酸味でラム肉のうまみが引き立つ！

タンパク質
34.8g
糖質
32.5g

心が燃える！ おうちジンギスカン

ラムの鉄やビタミン B12 が脳の働きや自律神経を整えます。おろしりんごが肉のくさみをとって、肉質もやわらかくします！

ラム肉は
さっと火を通すだけで
食べられる時短食材

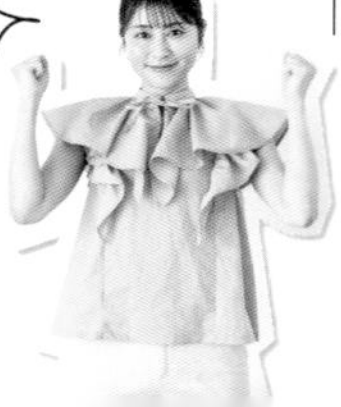

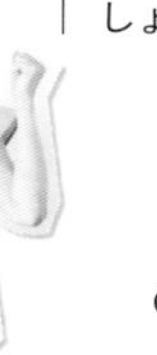

材料（1〜2人分）

ラム肉……180g
玉ねぎ……1/4 個
にんじん……1/3 本
しめじ……20g
りんご……1/4 個
塩、こしょう……各少々
A
- おろししょうが、おろしにんにく……各 1 かけ分
- メープルシロップ……大さじ 1
- しょうゆ……大さじ 1 と 1/2

つくり方

1. ラム肉は塩、こしょうをして下味をつける。玉ねぎは薄切り、にんじんは細切りにする。しめじはほぐす。
2. りんごの皮をむいてすりおろし、A とまぜ合わせ、たれをつくる。
3. フライパンを熱し、1 を入れて炒める。
4. 火が通ったら、2 を加えて味をからませる。

さっぱりパワフル！ ラム肉のハーブソルト

ラムチョップを焼いただけのシンプルレシピ。
ハーブの香りでもりもり食べられます。
ラム肉の鉄とすだちのビタミンCで
メンタルの安定効果抜群！

シンプルにラム肉の味を楽しめる！

材料（2人分）

ラムチョップ……4本
すだち……1個
ハーブソルト……少々

つくり方

1 ラムチョップはフォークで穴をあけ、ハーブソルトを振って下味をつける。

2 フライパンを弱火で熱し、1を入れてじっくりと火を通す。

3 器に盛り、半分に切ったすだちをしぼって食べる。

タンパク質 40.0g
糖質 0.8g

管理栄養士より
ハーブソルトは鉄分豊富な
バジル入りがおすすめ

元気を補う塩麹ラムチョップ

塩麹の消化酵素がラム肉を食べやすく。腸内環境を整え、自律神経を安定させてくれます。焦げやすいので、ふたをして弱火で焼き上げて。

タンパク質 40.2g
糖質 1.0g

管理栄養士より
塩麹が腸に働いて栄養素の
吸収をスムーズにします

塩麹のやさしい塩けで
ラム肉が食べやすく

材料（2人分）

ラムチョップ……4本
ブロッコリースプラウト……適量
レモン（輪切り）……2枚
塩麹……大さじ1

つくり方

1 ラムチョップはポリ袋に入れ、塩麹を加えてもみ込み、冷蔵室に20分おく。

2 フライパンを熱し、1を入れて両面に焼き目をつける。

3 ふたをして弱火にし、5分ほど蒸し焼きにする。

4 器に盛り、ブロッコリースプラウトとレモンを添える。

ラムの塩麹ポジティブ炒め

ラム肉の亜鉛、鉄は、汗から流れる成分を補うので、
成長過程の子どもの食育にもオススメ。
ポジティブな気分にしてくれます！

塩麹×ココナッツオイルでこっくりおいしい

材料（1人分）

ラム肉……130g
しめじ……40g
ねぎ（小口切り）……適量
塩麹……小さじ1
オールスパイス……適量
ブラックペッパー……少々
ココナッツオイル……小さじ1

タンパク質 23.6g
糖質 3.3g

つくり方

1 フライパンにココナッツオイルを熱し、ほぐしたしめじを入れて炒める。

2 ラム肉を加えて焼く。火が通ったら、塩麹、オールスパイスを加えて味をととのえる。

3 器に盛り、ブラックペッパーを振り、ねぎを散らす。

管理栄養士より
ココナッツオイルが
腸内環境を改善します

食欲増強ラムチョップのクミン焼き

管理栄養士より
ラム肉のL-カルニチンと
クミンで脂肪燃焼効果も

クミンにはリラックス効果や整腸作用があり、
ラム肉との相性も抜群。大人のストレス軽減メニュー！

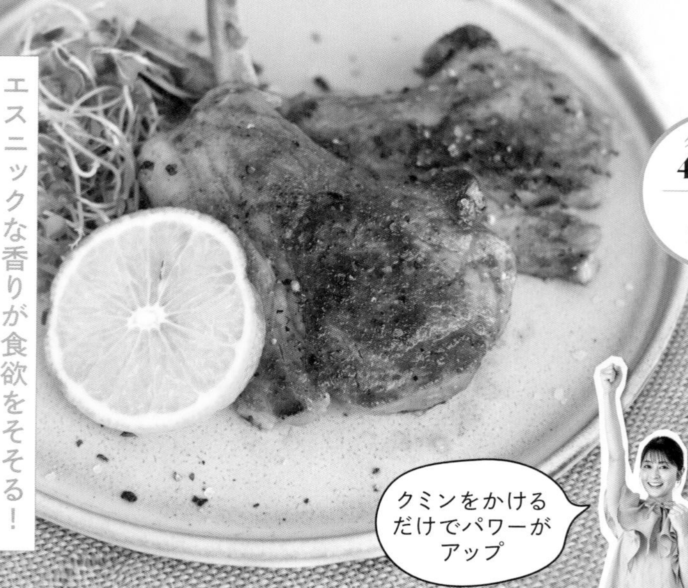

エスニックな香りが食欲をそそる！

材料（2人分）

ラムチョップ……4本
ブロッコリースプラウト……適量
レモン（輪切り）……2枚
おろしにんにく……少々
クミンパウダー……小さじ1
塩、ブラックペッパー……各適量
オリーブオイル……大さじ1

タンパク質 40.6g
糖質 2.3g

つくり方

1 ラムチョップはフォークで穴をあけてボウルに入れ、塩、ブラックペッパー、にんにくをすり込み、クミンパウダーを振る。

2 フライパンにオリーブオイルを熱し、1を入れて両面に焼き色をつけ、弱火にして火を通す。

3 器に盛り、ブラックペッパーを振り、ブロッコリースプラウトとレモンを添える。

クミンをかける
だけでパワーが
アップ

鉄たっぷりで心身の疲労を解消

Motsu レバー・砂肝・ハツ

いずれも鉄の多い食材。血の巡りをよくし、心身のダメージを力強く回復してくれるので、サブおかずとして週1でとり入れて。

メンタルを強化するレバーのトマト煮

レバーの鉄はもちろん、
ピーマン、トマトのビタミン C の効果で
メンタル強化に効果抜群！

タンパク質
17.7g
糖質
17.5g

管理栄養士より
みそも加えた腸活にも
オススメのメニュー

みその隠し味でこっくり濃厚！

材料（3～4人分）

レバー……200g
ピーマン、なす
……各2個
玉ねぎ……1/2 個
エリンギ……1 本
ズッキーニ……1/2 本
にんにく……1 かけ
トマト缶……1 缶（400g）
鶏ガラスープのもと……大さじ 1/2
しょうゆ……小さじ 1
ブラックペッパー……適量
メープルシロップ、みそ…各大さじ 1
オリーブオイル…小さじ 1

つくり方

1 レバーは食べやすく切ってボウルに入れ、流水で血のかたまりをとり、水に 5 分ほどさらす。

2 ピーマンとなすは乱切り、玉ねぎは薄切り、ズッキーニは輪切りに、エリンギは食べやすく切る。にんにくはみじん切りにする。

3 フライパンにオリーブオイルとにんにくを入れて熱し、にんにくの香りが出たらレバーを加えて炒める。

4 野菜ときのこを加えて火を通し、トマト、鶏ガラスープのもと、しょうゆを加えてふたをし、中火で 10 分煮込む。メープルシロップとみそを加える。

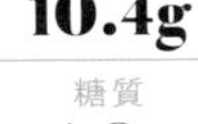

試合前夜の砂肝ポン酢

砂肝は鉄と亜鉛が豊富なメンタル応援食材！
心身の疲労回復に効果を発揮してくれます。
試合前にサプリ的に投入するレシピです。

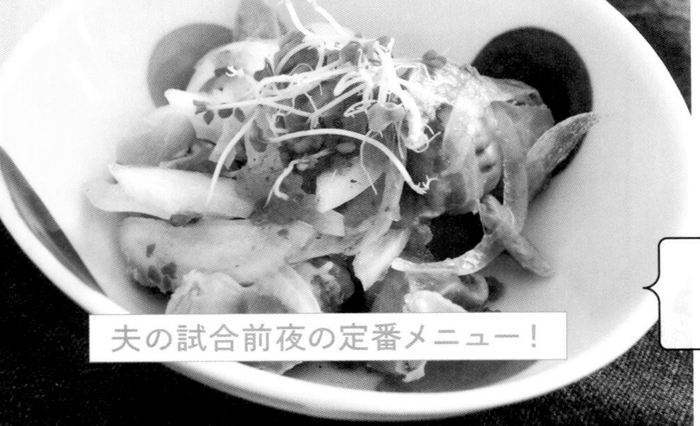

夫の試合前夜の定番メニュー！

材料（2～3人分）

砂肝……200g
玉ねぎ……1/4 個
パセリの葉、
ブロッコリースプラウト、
ポン酢しょうゆ
……各適量

管理栄養士より
玉ねぎの鉄も
プラスできるレシピ

つくり方

1 砂肝は銀皮をキッチンばさみでとり除き、半分に切る。玉ねぎは薄切りにする。

2 なべに湯を沸かし、砂肝を湯がいて火を通す。

3 器に **2** と玉ねぎを盛り、ブロッコリースプラウトをのせてポン酢しょうゆを回しかける。

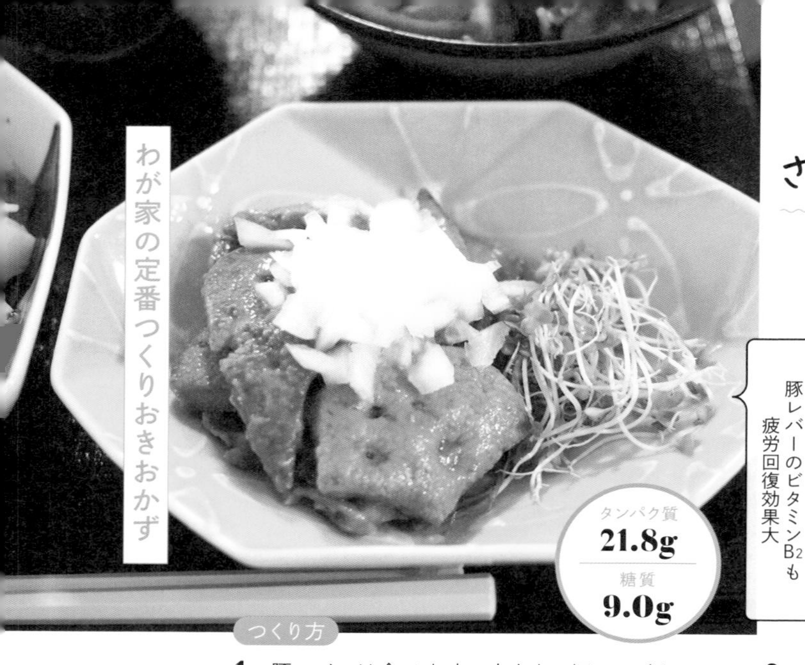

豚レバーのマリネでさっぱりパワーチャージ

豚レバーは牛や鶏のレバーよりもタンパク質と鉄が豊富！ メンタルによく効くので、食べやすくマリネして食卓の定番に。

管理栄養士より
豚レバーのビタミンB_2も疲労回復効果大

タンパク質 **21.8g**
糖質 **9.0g**

材料（2〜3人分）

豚レバー……200g
玉ねぎ……1/4 個
ブロッコリースプラウト……適量
米粉……大さじ 1
塩、こしょう……各少々
オリーブオイル……小さじ 1
A ｜しょうゆ、酢……各大さじ 1
　｜オリーブオイル……小さじ 1

つくり方

1 豚レバーは食べやすい大きさに切ってボウルに入れ、流水で血のかたまりをとり、水に 5 分ほどさらす。水けをきり、塩、こしょうを振って下味をつけ、米粉をまぶす。

2 フライパンにオリーブオイルを弱火で熱し、**1** を入れてじっくり火を通す。

3 耐熱容器に A を入れてまぜ合わせる。

4 レバーに火が通ったら、熱いうちに **3** に入れ、あら熱がとれたら冷蔵室で冷やす。

5 器に盛り、あらみじんに切った玉ねぎをのせ、ブロッコリースプラウトを添える。

つるっと鶏ハツの回復カソテー

タンパク質 **19.5g**
糖質 **4.0g**

鶏肉のなかでもハツは鉄が豊富。なるべく食べたい食材です。ビタミンB_2には神経を安定させて不安を解消する効果が！

材料（2〜3人分）

鶏ハツ……250g
ねぎ……1/3 本
おろしにんにく……1 かけ分
塩、こしょう……各少々
白ワイン（酒でも可）、オイスターソース、
　……各大さじ 1
鶏ガラスープのもと、オリーブオイル
　……各小さじ 1

管理栄養士より
鶏ハツのビタミンB_1とねぎの硫化アリルで疲労も回復

しっかり味で子どもにも食べやすい

つくり方

1 鶏ハツは余分な脂肪をとり除き、半分に切り目を入れて流水で血のかたまりをとり、水に 5 分ほどさらす。ねぎはあらみじんに切る。

2 フライパンにオリーブオイルを熱し、にんにくを入れ香りを出す。ハツを加えて塩、こしょうを振る。火が通ったらねぎを加える。

3 ワインを回しかけ、ふたをして蒸し焼きにする。ふたをとり、オイスターソース、鶏ガラスープのもとを加えて味をととのえる。

4 器に盛り、好みでブラックペッパーを振る。

味つけは焼き肉のたれにおまかせ！

タンパク質 **17.8g**
糖質 **9.6g**

管理栄養士より
にらのアリシンも疲労回復を
強力にサポートします

超疲労回復レバにら

疲れたと感じたら、亜鉛やビタミン B12 が心身の回復を助けてくれる鶏レバーを使ったレバにらを。疲れがとれますよ！

材料（3 人分）

鶏レバー……230g
にら、もやし……各 1 袋
塩、こしょう……各少々
オリーブオイル……小さじ 1
A
無添加の焼き肉のたれ
（好みの焼き肉のたれでも可）
……大さじ 2
メープルシロップ……大さじ 1 弱

つくり方

1 鶏レバーは食べやすい大きさに切ってボウルに入れ、流水で血のかたまりをとり、水に 5 分ほどさらす。にらは 10㎝幅に切る。

2 フライパンにオリーブオイルを熱し、レバーを入れて炒め、塩、こしょうで味をととのえる。

3 火が通ったら、にら、もやし、A を加えて炒め合わせる。

韓国風パワフル鶏レバ

コチュジャンとにんにくの濃いめの味がクセになる一品。
玉ねぎの硫化アリルで鶏レバーのビタミン B1 の吸収アップ。

材料（2〜3人分）

タンパク質 **16.9g**
糖質 **19.5g**

鶏レバー……150g
玉ねぎ……1/4 個
にんじん……1/2 本
にんにく……1 かけ
コチュジャン、メープルシロップ……各大さじ 1
しょうゆ、酒、水……各大さじ 2

つくり方

1 鶏レバーは食べやすい大きさに切ってボウルに入れ、流水で血のかたまりをとり、水に 5 分ほどさらす。

2 玉ねぎは薄切り、にんじんは短冊切りにし、にんにくはすりおろす。

3 フライパンにメープルシロップ以外の材料を入れて炒め合わせ、メープルシロップを加えて味をからめる。器に盛り、好みで小口切りにした小ねぎを散らす。

ピリ辛味で箸が止まらない！

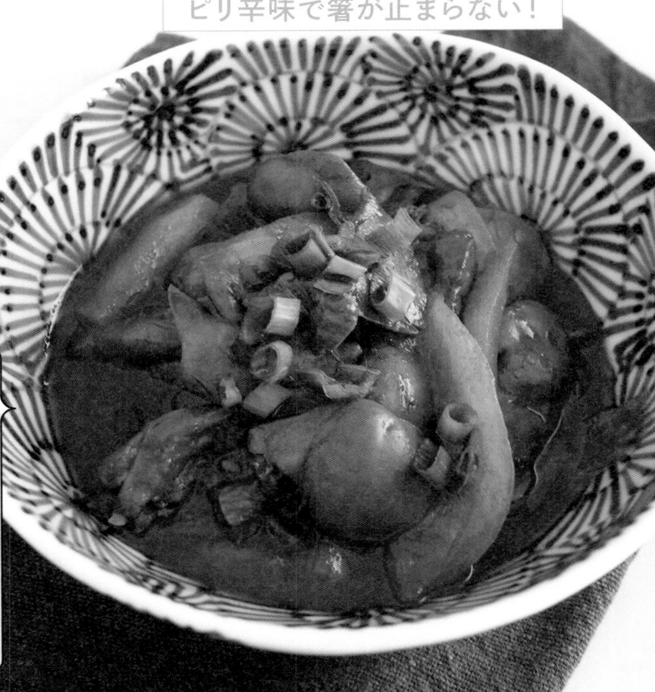

管理栄養士より
野菜の食物繊維とコチュジャンで
腸内環境もよくなるおかず

脳の健康をサポートしてメンタルを整える

Seafood 魚介

DHAとEPAが集中力をアップしてくれる青背魚のおかず。ミネラルたっぷりの小魚や、いか、たこ、えびや貝のおかずを週3でとり入れて。

メンタルダウンの予防に
魚介レシピは欠かせない！

ハーブソルトでさっぱり脳活

タンパク質
14.2g
糖質
2.3g

管理栄養士より
不飽和脂肪酸、ビタミンなど
脳にいい栄養素がたっぷり

脳の疲れがとれるあじのハーブソテー

あじはメンタルを安定させるDHAやEPA、ナイアシンも豊富。
好みのハーブソルトで焼いて、レモンや玉ねぎのマリネでさわやかに。

材料（2人分）

あじの開き……2枚
ミニトマト……6個
すだち……1個
玉ねぎのマリネ……適量
ハーブソルト……適量
オリーブオイル……大さじ1/2

つくり方

1 フライパンにオリーブオイルを熱し、あじを半分に切って焼き、同じフライパンにミニトマトを加えて焼く。

2 あじを返したらふたをして蒸し焼きにする。

3 あじに火が通ったら、強火にして皮目をパリッと焼き上げて器に盛り、ハーブソルトを振る。ミニトマト、半分に切ったすだち、玉ねぎのマリネを添える。

心が喜ぶさばみそ

タンパク質 16.5g
糖質 12.7g

さばはDHAやEPAがたっぷりのポジティブ食材。腸活効果の高いみそ＋代謝アップのしょうがの最強食。

しょうがの香りも元気をくれる

材料（3人分）

さば……3切れ
ねぎ……5㎝
しょうが……1かけ
みそ……大さじ2
A　酒、メープルシロップ……各大さじ2
　　しょうゆ……大さじ1

管理栄養士より
みそ煮は消化にも負担をかけない腸活料理です

つくり方

1 さばは皮目に切り目を入れ、熱湯を回しかけ、くさみをとる。
2 ねぎは斜め切り、しょうがは薄切りにする。
3 なべにAと水300㎖、ねぎを入れて煮立たせ、1を加え中火で5分ほど煮る。
4 火を止めてみそをとき入れ、とろみが出るまで強火で煮詰める。器に盛り、好みで細切りにしたねぎをのせる。

時短で元気！さんまの甘辛焼き

管理栄養士より
さんまの鉄分とカルシウムはメンタルへの効果も◎

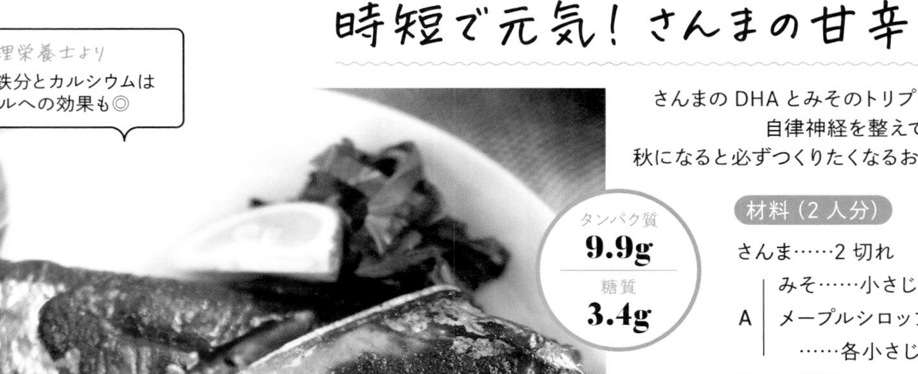

濃厚みそだれは子どもにも大好評

さんまのDHAとみそのトリプトファンが自律神経を整えてくれます。秋になると必ずつくりたくなるおかずです。

タンパク質 9.9g
糖質 3.4g

材料（2人分）

さんま……2切れ
A　みそ……小さじ1と1/2
　　メープルシロップ、しょうゆ……各小さじ1
塩……適量

つくり方

1 さんまは塩をまぶす。Aはまぜ合わせる。
2 さんまを魚焼きグリルに入れ、弱火で焼く。
3 焼き目がついたら、スプーンでAをかけて、さらに焼く。器に盛り、好みですだちや細切りの青じそを添える。

夫が大絶賛してくれたさっぱりレシピ

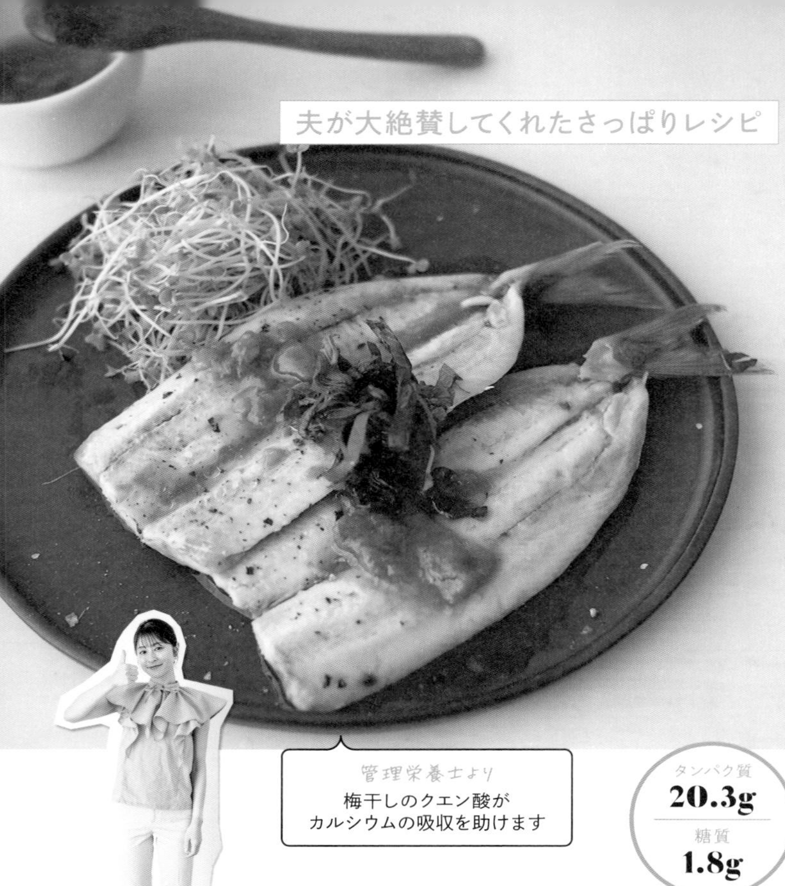

イライラ予防のいわしの梅ソース

いわしは骨ごと食べられるので、
脳を落ち着かせるカルシウムも摂取できます！

材料（2人分）

いわしの開き……4枚
梅干し……2個
青じそ……3枚
ブロッコリースプラウト……適量
オリーブオイル……大さじ1/2
A｜しょうゆ、オリーブオイル……各大さじ1

つくり方

1 フライパンにオリーブオイルを熱し、いわしを焼く（魚焼きグリルで焼いても OK）。
2 梅干しの種を除いてたたき、A とあえて梅だれをつくる。青じそは細切りにする。
3 器に 1 を盛り、梅だれをかけて青じそをのせ、ブロッコリースプラウトを添える。

管理栄養士より
梅干しのクエン酸が
カルシウムの吸収を助けます

タンパク質 20.3g
糖質 1.8g

Part 2 魚介 dishes

整えおろししらす

しらすにはカルシウムもたっぷり！
ビタミンB_{12}も豊富でメンタルが安定。
整腸効果の高い大根おろしと合わせ、
小鉢でさっと栄養素をプラス！

タンパク質 4.8g
糖質 4.2g

材料（1人分）

しらす……ひとつかみ
青じそ……1枚
大根おろし、ポン酢しょうゆ……各適量

つくり方

1 器に青じそ、大根おろしを盛り、しらすをのせて、ポン酢しょうゆをかける。

管理栄養士より
しらすは手軽にとれる
高タンパク食材。ぜひ活用を

サブおかずにも、ごはんやめんにかけても

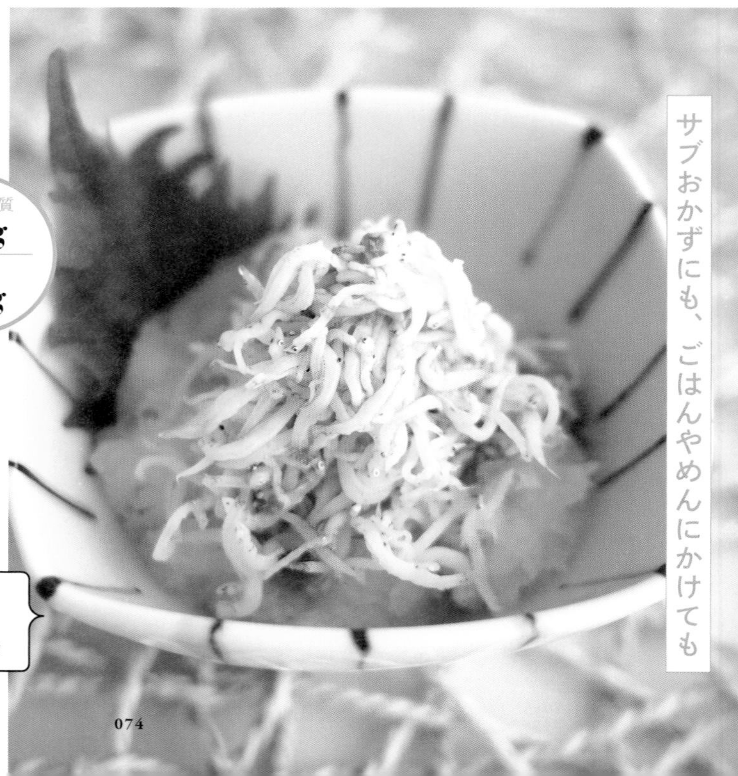

心が疲れたときの鮭のバターじょうゆソテー

タンパク質
23.7g
糖質
1.8g

鮭のアスタキサンチンと
オメガ３脂肪酸は、
ストレス対策に効果大！
バターじょうゆの香りも幸せ♡

バターのコクが鮭をさらにおいしく！

管理栄養士より
アスタキサンチンは
脳の疲労を防ぐ効果大

材料（2 人分）

生鮭……２切れ
エリンギ……２本
小ねぎ（小口切り）……1/2 本分
すだち……１個
白ワイン（酒でも可）……大さじ１
グラスフェッドバター……10g
オリーブオイル、しょうゆ
……各小さじ１

つくり方

1. フライパンにオリーブオイルを熱し、鮭を入れて両面焼く。薄切りにしたエリンギとワインを加えてふたをし、蒸し焼きにする。ふたをとって強火にし、バターとしょうゆを加え、味をからませる。
2. 器に盛り、小ねぎを散らし、半分に切ったすだちを添える。

脳を元気にする
さわらの白ワイン蒸し

タンパク質
16.8g
糖質
4.4g

管理栄養士より
さわらのビタミン D が
カルシウムの吸収を促進します

バルサミコ酢がさわらの味を引き立てる！

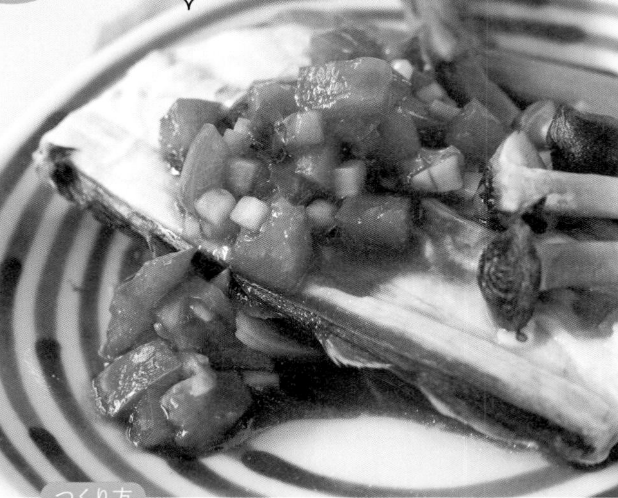

さわらには DHA や EPA はもちろん、
抗酸化力の高いビタミンがたっぷり！
心身ともに活性化させてくれる食材です。

材料（2 人分）

さわら……２切れ
しめじ……20g
トマト、玉ねぎ……各 1/4 個
バジル（青じそでも可）……適量
白ワイン……大さじ１
海塩……少々
A　バルサミコ酢……大さじ１
　　オリーブオイル……小さじ１

つくり方

1. フライパンにさわらを入れ、ワインをかけ、ほぐしたしめじをのせ、弱火で蒸し焼きにする。
2. トマトと玉ねぎ、バジルは小さく切りボウルに入れて、A を加えて合わせる。
3. 器に **1** を盛り、海塩を振り、**2** をかける。好みでゆでて食べやすく切ったアスパラガスを添える。

お刺し身で魚を時短補給！

ストレス軽減ごまだれあじ

刺し身は魚介の栄養素を速攻でまるっととれるお助けメニュー。
あじと青じその豊富なカルシウムがメンタルも安定させてくれます。

材料（1人分）

あじ（刺し身用。たたきでも可）……5切れ
青じそ……3枚
刻みのり……適量
A しょうゆ……大さじ1/2
　メープルシロップ、いり白ごま……各小さじ1

つくり方

1 あじは流水で軽く洗い、小さく切る。青じそはせん切りにする。Aはまぜ合わせてたれをつくる。
2 器にあじを盛り、たれをかける。のり、青じそをのせる。

いつものあじ刺しが香ばしく変身

タンパク質 13.5g　糖質 5.7g

管理栄養士より
ごまのビタミンB6が脳の神経伝達をサポートします

疲労回復ごま油香るかつお刺し

かつお&ごまの豊富なナイアシンが心身の疲労を回復！
かつおのビタミンB12にも自律神経を整える効果が。

タンパク質 24.4g　糖質 1.7g

管理栄養士より
かつおは鉄も豊富なので脳の血流が改善！

ピリ辛ごま油がクセになる！

材料（2～3人分）

かつお（刺し身用）……10切れ
ブロッコリースプラウト……適量
小ねぎ（小口切り）……2本分
糸とうがらし……ひとつかみ
いり白ごま……小さじ1
おろししょうが……1かけ分
ごま油、しょうゆ……各小さじ1

つくり方

1 かつおは軽く流水で洗う。
2 器にブロッコリースプラウトを敷いて1を盛り、ごまを散らし、しょうが、小ねぎ、糸とうがらしの順にのせ、ごま油、しょうゆを回しかける。

血液サラリ心もサラリ♪ ぶり刺しオリーブオイル

ぶりはカルシウムの吸収をサポートするビタミンDが豊富。
鉄も多く含むので、味つけを変えつつぜひ食卓の定番に。

タンパク質 19.2g　糖質 0.4g

材料（1人分）

ぶり（刺し身用）……5切れ
ブロッコリースプラウト……適量
海塩……少々
オリーブオイル……大さじ1

つくり方

1 器にぶりを盛り、オリーブオイルをかけ、海塩を振って、好みでレモンをしぼる。ブロッコリースプラウトを添える。

管理栄養士より
ぶりは鉄や亜鉛、タウリンも豊富な健康食材

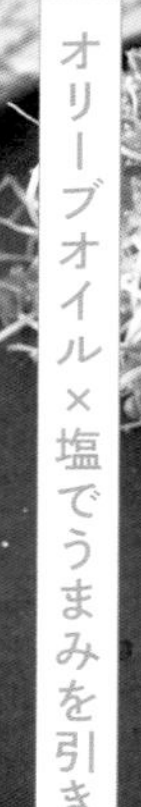

レンジで脳活えびチリ

えびはDHAやEPAのほか、カルシウム、ビタミンE、鉄、亜鉛が豊富。
レンチンでできるえびチリならサブおかずにもぴったりです。

栄養豊富なえびを気軽にとれる
タンパク質
41.2g
糖質
29.1g
息子が大好きな
定番おかずを
時短で！

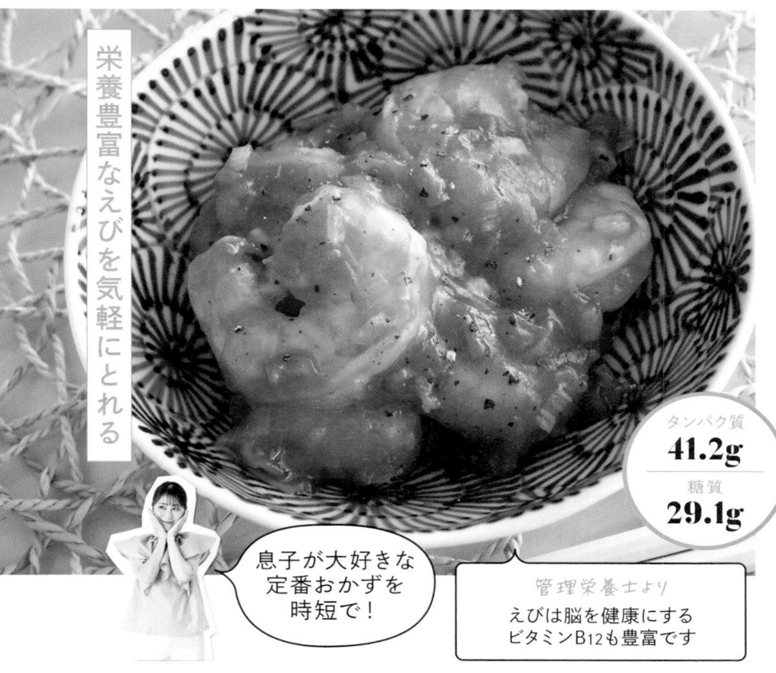

管理栄養士より
えびは脳を健康にする
ビタミンB12も豊富です

材料（1〜2人分）

えび……200g
ねぎ……5cm
しょうが……1かけ
ブラックペッパー……少々
かたくり粉……大さじ2
A ごま油、酢、しょうゆ、
　鶏ガラスープのもと……各小さじ1
　トマトケチャップ……大さじ2
　豆板醤（好みで）……適量

つくり方

1 えびは流水でさっと洗い、ブラックペッパーを振り、かたくり粉をまぶす。

2 耐熱ボウルにみじん切りにしたねぎとしょうがを入れ、**1**と A を加えてまぜ合わせる。

3 **2**にラップをふんわりとかけ、電子レンジ（600W）で2分加熱し、一度まぜ合わせる。もう一度同様に電子レンジで2分加熱し、そのまま蒸らす。

脳のサビを防ぐボイルたこのバルサミコサラダ

たこのタウリンが
脳内のドーパミンを活性化して
ポジティブな気分に。
落ち込みがちな日のおかずにオススメ！

タンパク質
11.9g
糖質
3.6g

材料（2人分）

ゆでたこ……100g
ミニトマト……2個
玉ねぎ……10g
ベビーリーフ、ブロッコリースプラウト
　……各ひとつかみ
A バルサミコ酢、オリーブオイル
　　……各大さじ1
　パプリカパウダー（あれば）……小さじ1

つくり方

1 たこはぶつ切りにし、ミニトマトは半分に切る。玉ねぎはみじん切りにする。

2 器にベビーリーフを盛り、たこ、ブロッコリースプラウト、ミニトマト、玉ねぎをのせ、まぜ合わせた A をかける。

抗酸化ドレッシングで栄養満点！

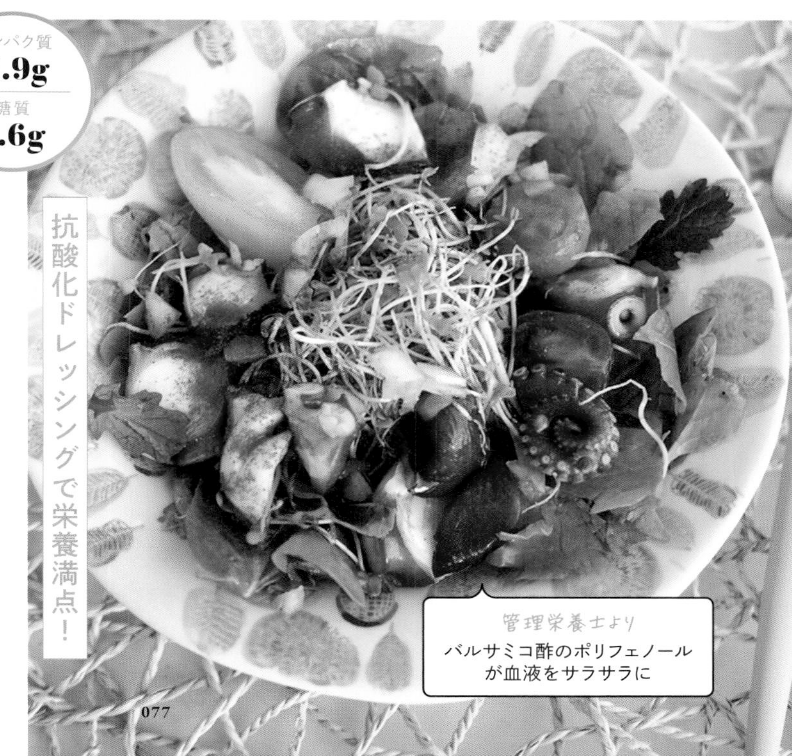

管理栄養士より
バルサミコ酢のポリフェノール
が血液をサラサラに

にんにくじょうゆ味が家族に大好評

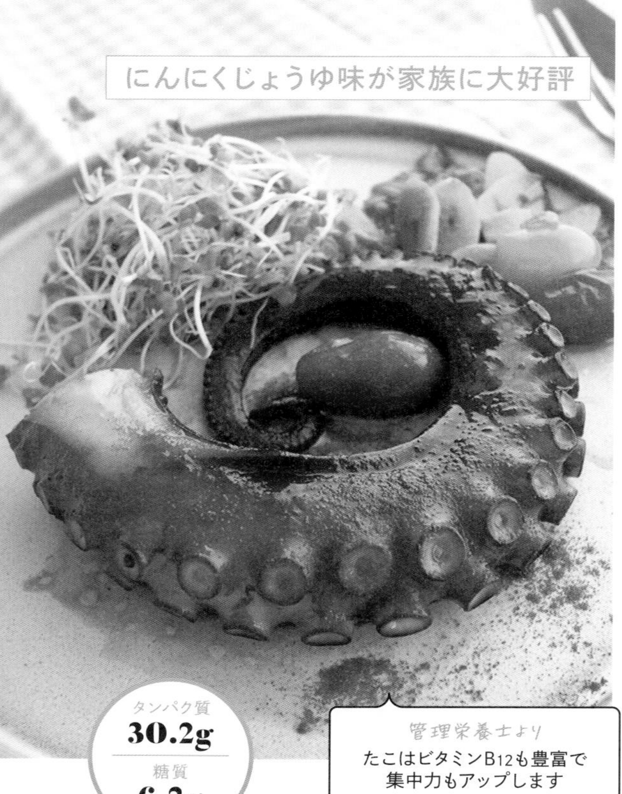

タンパク質 **30.2g**
糖質 **6.2g**

管理栄養士より
たこはビタミンB12も豊富で集中力もアップします

アスリートも喜ぶ たこのガーリックソテー

たこ×にんにくの組み合わせで亜鉛がたっぷりのメニュー。どーんと1本ソテーして、ステーキ風に食べると気分もリッチ♡

材料（1〜2人分）

ゆでたこ……130g
にんにく……1かけ
ミニトマト……3〜4個
ねぎ……5cm
ブロッコリースプラウト……適量
しょうゆ……小さじ1
白ワイン（酒でも可）……大さじ1
パプリカパウダー……適量
オリーブオイル……大さじ1強

つくり方

1 フライパンにオリーブオイルを熱し、薄切りにしたにんにくを入れて香りを出す。

2 たこを加えて焼き、あいているところでミニトマト、薄切りにしたねぎを焼く。たこに火が通ったらしょうゆとワインを回しかける。

3 器にたこを盛り、パプリカパウダーをかける。ミニトマト、にんにく、ねぎ、ブロッコリースプラウトを添える。

疲労解消いかのコチュジャン炒め

いかは疲れに効く優秀食材。タウリンと亜鉛が体の炎症をスムーズに回復させてくれます。濃いめ味も疲れた体にしみる！

タンパク質 **31.8g**
糖質 **32.8g**

おつまみとしても楽しめる韓国風

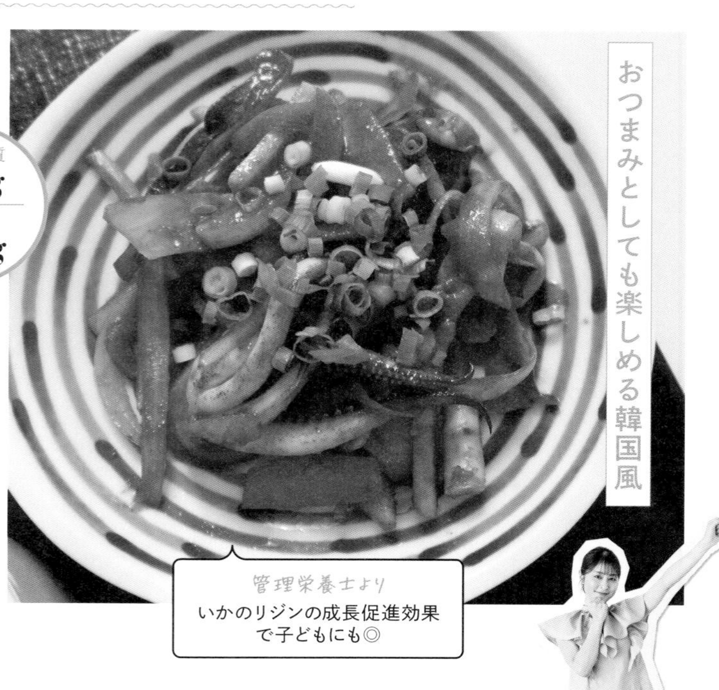

材料（1〜2人分）

いか……160g
玉ねぎ……1/4個
にんじん……1/3本
小ねぎ（小口切り）……適量
コチュジャン、メープルシロップ……各大さじ1弱
しょうゆ……大さじ1/2
オリーブオイル……適量

つくり方

1 いかは細切り、玉ねぎは薄切り、にんじんは短冊切りにする。

2 フライパンにオリーブオイルを熱し、いかを入れて炒め、玉ねぎ、にんじんを加えてさらに炒め、コチュジャン、メープルシロップ、しょうゆを加えて味をからめる。

3 器に盛り、小ねぎを散らす。

管理栄養士より
いかのリジンの成長促進効果で子どもにも◎

栄養素輝くカキバターじょうゆ

バターを加えてうまみ濃厚

カキには心に効く栄養素、
亜鉛・鉄・タウリンがたっぷり！
メインおかずにする以外にも、小鉢感覚で添えても。

材料（2人分）

カキ（加熱用）……6 個
エリンギ……1 本
ブロッコリースプラウト、
　パセリの葉……各適量
かたくり粉……大さじ 1
しょうゆ……大さじ 1/2
グラスフェッドバター
　……10g

つくり方

1 カキは塩（分量外）をもみ込み、流水で洗って水けをきり、かたくり粉をまぶす。エリンギは薄切りにする。

2 フライパンにバターを熱し、1 を入れて焼く。火が通ったら、しょうゆを回しかけ、味をからめる。

3 器に 2 を盛り、ブロッコリースプラウトを添えて、あらみじんに切りにしたパセリを散らす。

タンパク質 4.2g
糖質 6.8g

管理栄養士より
カキは亜鉛の含有量がトップクラスの食材です

管理栄養士より
ココナッツミルクは腸内環境の整備にも◎

タンパク質 5.7g
糖質 6.5g

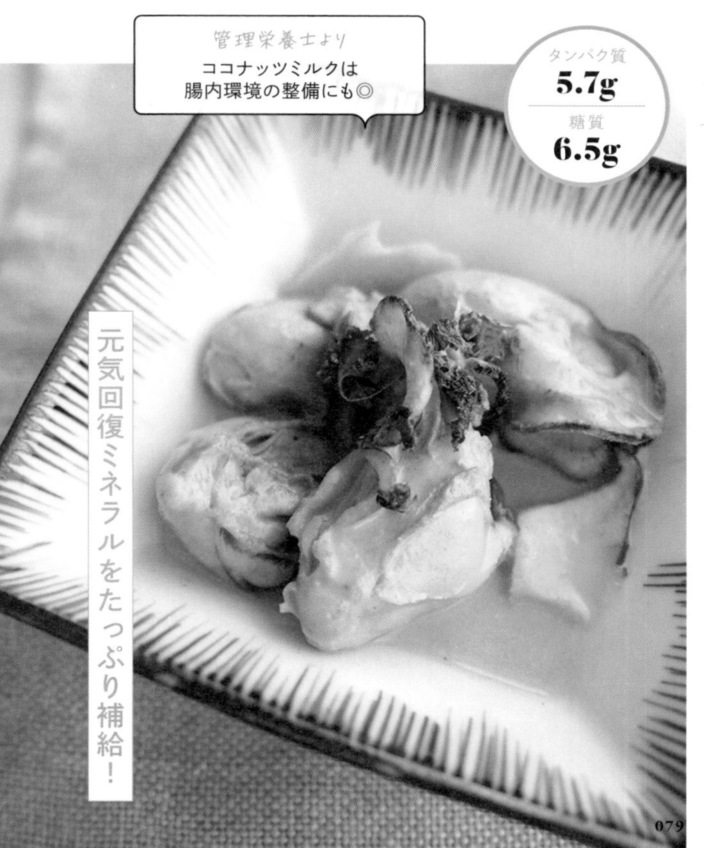

元気回復ミネラルをたっぷり補給！

心を養う カキのココナッツミルク煮

カキとココナッツミルクのミネラルで
疲れた心身が劇的回復！
やさしい味わいでするんと食べられます。

材料（2人分）

カキ（加熱用）……8 個
ココナッツミルク缶……大さじ 6
パセリの葉（みじん切り）……適量
酒……大さじ1
コンソメスープのもと（顆粒）……小さじ1
クミンパウダー、ターメリックパウダー、
　パプリカパウダー、コリアンダーなど……各適量

つくり方

1 カキは塩（分量外）をもみ込み、流水で洗って水けをきる。

2 フライパンに 1 を入れ、酒を振ってふたをして、ふっくらするまで火を通す。

3 ふたをとり、ココナッツミルク、コンソメスープのもと、スパイスを加え、強火で煮込む。器に盛り、パセリをのせる。

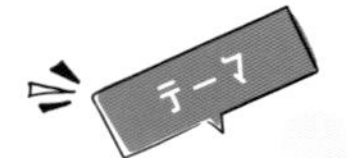

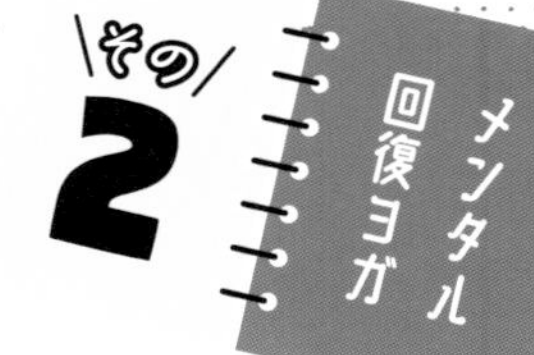

カチコチの 背中・肩・首をゆるめる

メンタルがダウンしていると、前かがみになっている時間がふえ、
背中・肩・首がカチコチになりがちです。しっかりほぐしましょう。
体のこわばりがなくなると、心も自然と軽くなります。

脇の下を
グッと伸ばす

肩甲骨の間を
しっかり広げる

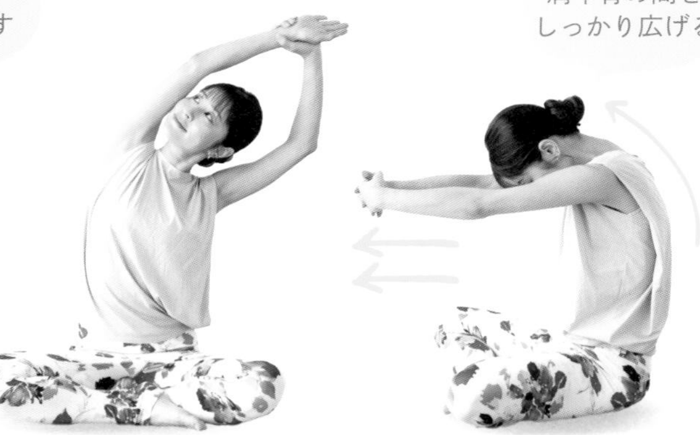

1

あぐらで座り背筋を伸ばして、両手を組んで前にグッと伸ばします。息を吐きながら背中を丸め、あごを引き10秒キープ。背中の柔軟性をとり戻して、呼吸がラクに。

2

姿勢を戻し、左手で右の手首をつかみ、つかんだ手に引っぱられるように左上に体を伸ばして10秒キープ。肩まわりをストレッチ。反対側も同様に。

反対側も
同様に行う

左手は頭と
反対方向に
伸ばす

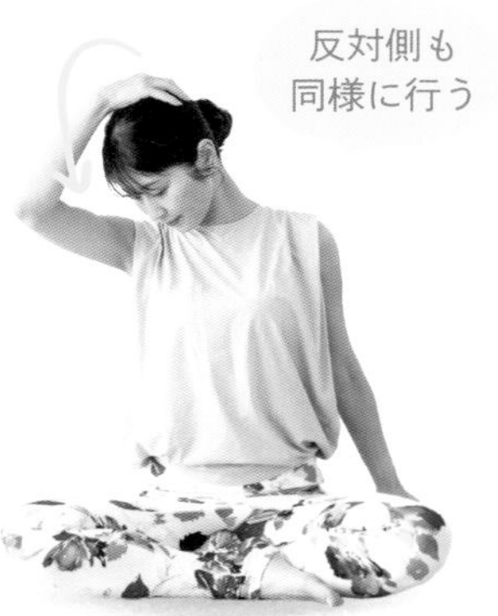

3

姿勢を戻し、左手を床につき、右手を頭の上から左側頭部にあて、頭を右に倒す。次に、左手を斜め後ろについて、右手を後頭部に置き、頭を右斜め前に倒す。頭と床についた手で引っぱり合うイメージで首を伸ばして。

Part

3

野菜のおかずとスープ

権田式「メンタル回復ごはん」では
生野菜サラダは毎食必須ですが、
野菜のおかずやスープもサブおかずとしてよく食べます。
疲れてるな、と思ったときのビタミン・ミネラル補給に
ぜひとり入れてください。

元気の出るビタミン・ミネラルを集中補給！

Pork 野菜

生野菜のほかにも野菜のおかずを積極的にとると、回復力アップ。
緑黄色野菜を中心に、簡単だけど栄養素たっぷりの野菜おかずをご紹介。

トマトとアボカドの抗ストレスサラダ

トマトのビタミンCとアボカドのビタミンEで
ストレス対策。オリーブオイルを加えて
ビタミンの吸収力をアップ！

たんぱく質
3.1g
糖質
6.5g

材料（1〜2人分）

ミニトマト……5 個
アボカド……1/4 個
いり白ごま……小さじ1
レモン汁……適量
しょうゆ、オリーブオイル……各大さじ 1

つくり方

1 ミニトマト、アボカドは一口大に切る。アボカドは変色（酸化）を防ぐために、レモン汁をかける。
2 ボウルにごま以外のすべての材料を入れてあえ、器に盛ってごまを散らす。

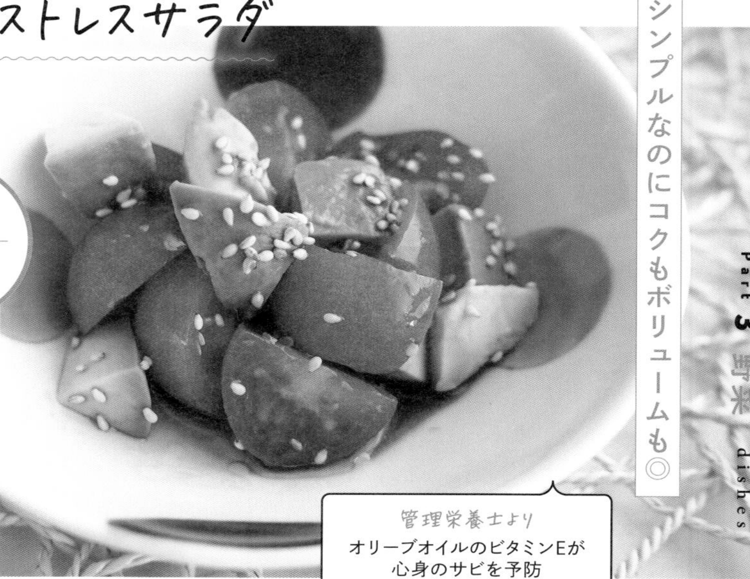

シンプルなのにコクもボリュームも◎

管理栄養士より
オリーブオイルのビタミンEが
心身のサビを予防

管理栄養士より
しょうがが胃腸の働きを
刺激して消化・吸収を促進

ガリの酸味でトマトがすすむ！

タンパク質
0.8g
糖質
3.9g

代謝整えトマトガリ

しょうがのジンゲロールと食物繊維で
代謝をアップして体の中からすっきり。
ビタミンCや鉄もたっぷりです。

材料（2 人分）

トマト……1 個
しょうが甘酢漬け（ガリ）……5 枚
青じそ……2 枚
酢……大さじ 1
オリーブオイル……大さじ 1/2

つくり方

1 トマトは縦半分に切って薄切りにし、しょうがはみじん切りにする。青じそは細切りにする。
2 器にトマトを盛り、しょうがをのせ、酢、オリーブオイルを回しかけ、青じそをのせる。

栄養素まるごと！ ブロッコリーの茎ナムル

夫に大好評だったごま油風味の健康ナムル

ブロッコリーの茎はビタミンCとカルシウムが豊富な超回復食材！ 捨てずにしっかり活用して、お金をかけずに元気をいただき♡

タンパク質 1.8g
糖質 1.0g

材料（2〜3人分）

ブロッコリーの茎……1個分
いり白ごま……適量
A｜鶏ガラスープのもと、ごま油……各小さじ１弱

つくり方

1 ブロッコリーの茎は根元と皮のかたい部分をとり除き、薄切りにして耐熱容器に入れ、ラップをふんわりとかけ、電子レンジ（600W）で３分加熱する。
2 1にAを加えてあえ、器に盛り、ごまを散らす。

管理栄養士より
豊富なビタミンCが免疫力を高めて肌も守ります

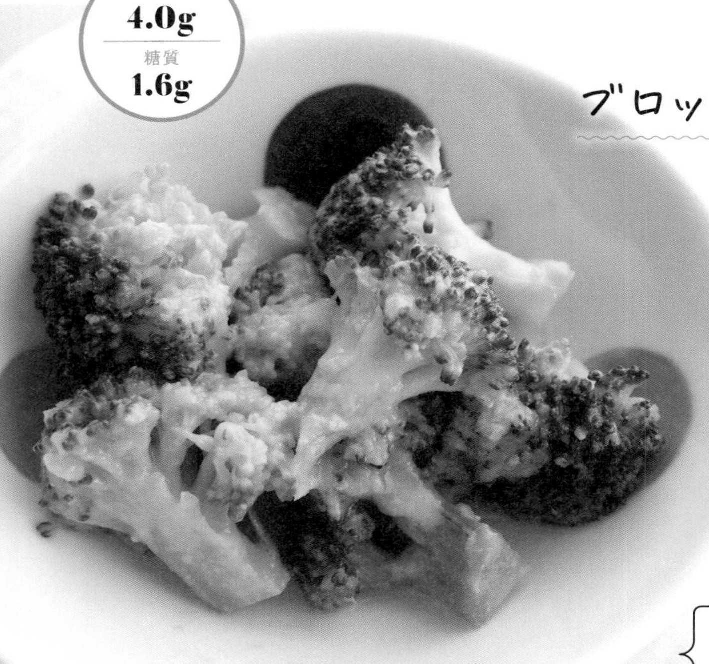

マヨがわりのみそとねりごまでヘルシーに

タンパク質 4.0g
糖質 1.6g

体と心を立て直す！ ブロッコリーのねりごまみそあえ

ブロッコリーはタンパク質とビタミンEが多く、体と心の抗ストレス対策になる食材。
腸活のみそとごまであえてストレスフリーに！

材料（2〜3人分）

ブロッコリー……1/3個
A｜ねり白ごま、酢……各大さじ１
　｜みそ……小さじ１

つくり方

1 ブロッコリーは小房に分け、ゆでて水けをきる。
2 1にまぜたAを加えてあえる。

管理栄養士より
みそのメチオニンには精神安定効果があります

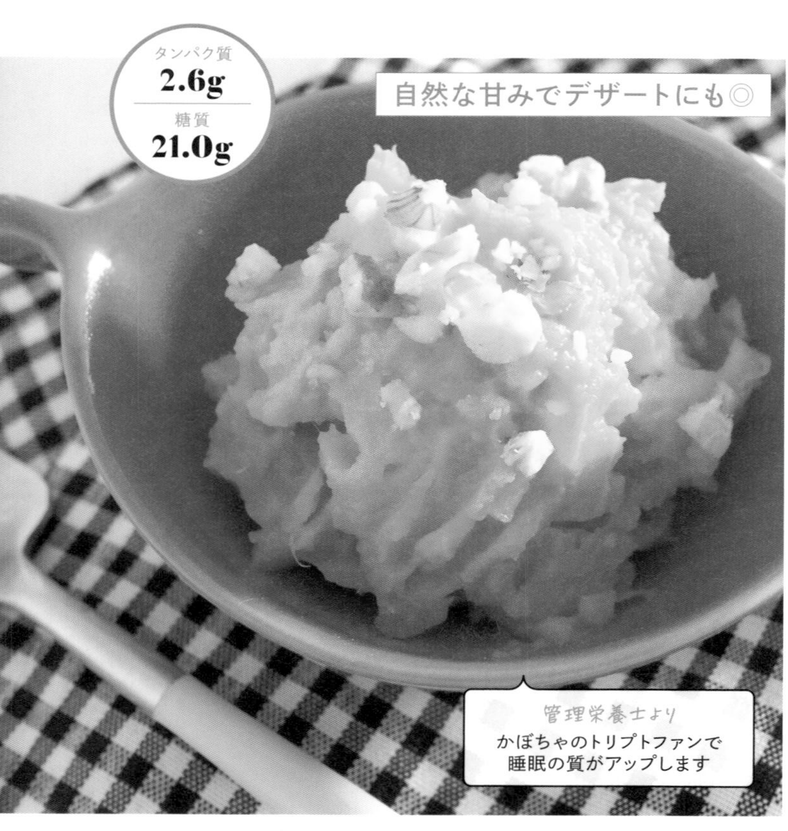

タンパク質
2.6g
糖質
21.0g

自然な甘みでデザートにも◎

管理栄養士より
かぼちゃのトリプトファンで
睡眠の質がアップします

かぼちゃとナッツのパワーサラダ

かぼちゃにはトリプトファンやビタミンC、ビタミンEがたっぷり！ ナッツを加えて心身に力をくれるサラダに。

材料（2〜3人分）

かぼちゃ……200g
ナッツ（くるみなど）……適量
アーモンドミルク……大さじ 2
メープルシロップ……大さじ 1/2

つくり方

1. かぼちゃは食べやすく切って耐熱容器に入れ、電子レンジ（500W）で 3 分加熱し、皮をむく。
2. 1 にアーモンドミルク、メープルシロップを加えてあえ、器に盛り、砕いたナッツを散らす。

月曜に元気をくれるかぼちゃのおかかあえ

栄養豊富なかぼちゃは、元気がほしい月曜の定番。かつお節でタンパク質をプラスして、回復効果を簡単にレベルアップ！

材料（2 人分）

かぼちゃ……1/8 個（150g）
かつお節……1 パック

つくり方

1. かぼちゃは一口大に切って耐熱容器に入れ、ラップをふんわりとかけて電子レンジ（500W）で 3 分加熱する。
2. あたたかいうちにかつお節を加えてあえる。

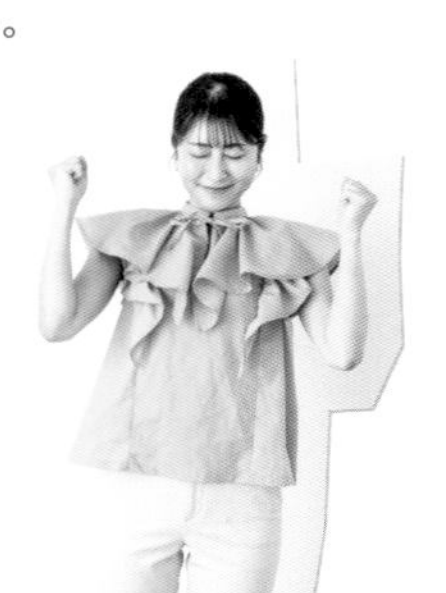

かつお節だけのシンプル味つけが新鮮！

タンパク質
2.2g
糖質
12.9g

管理栄養士より
かつお節のナイアシンが
心の健康を保ちます

血流アップのかぼちゃのレモン煮

さっぱりした甘みも元気をくれる

かぼちゃ×レモンで抗酸化に効く
ビタミンC・Eがたっぷりとれます。
ストレスケアにばっちりな一品です！

タンパク質 1.7g
糖質 19.6g

材料（2人分）

かぼちゃ……100g
メープルシロップ、レモン汁、
しょうゆ……各大さじ1

つくり方

1 かぼちゃは一口大に切り、角をとる。
2 なべに1とひたひたの水を入れて残りの材料を加え、ふたをし、かぼちゃがやわらかくなるまで煮る。好みで切ったレモンをのせる。

管理栄養士より
かぼちゃのビタミンEが
血行を改善します

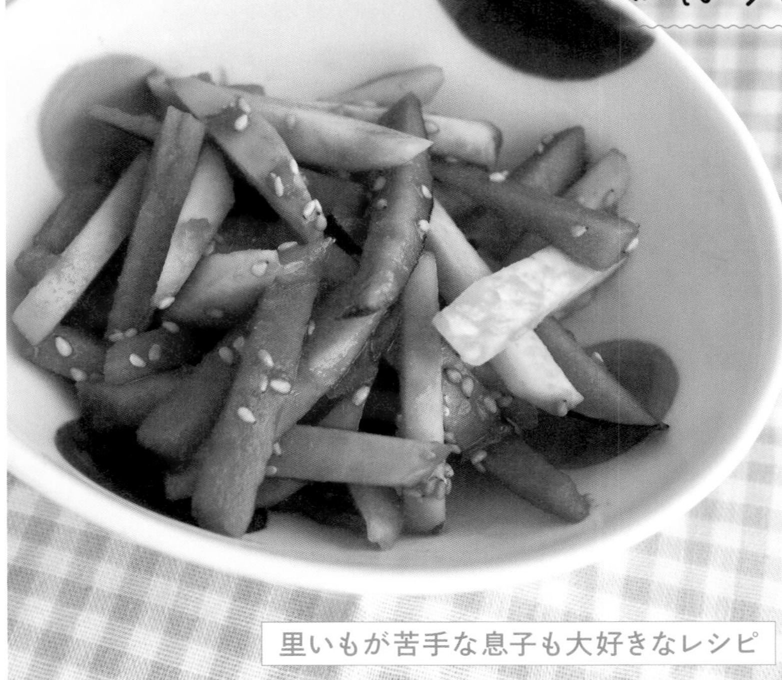

タンパク質 2.8g
糖質 24.3g

管理栄養士より
かぼちゃのビタミンEで
ストレスを緩和

里いもが苦手な息子も大好きなレシピ

おなか整え かぼちゃと里いものきんぴら

里いもの食物繊維のガラクタンと
グルコマンナンが、
腸内環境を改善して
メンタルが安定します！

材料（2〜3人分）

かぼちゃ……100g
里いも……3個
A 酒……大さじ2
　しょうゆ、メープルシロップ……各大さじ1
　いり白ごま……小さじ1/2
ごま油……小さじ1

つくり方

1 かぼちゃはところどころ皮を残しむいて、里いもとともに細めの短冊切りにする。
2 フライパンにごま油を熱し、1を入れて炒める。
3 Aを加え強火にし、味をからませる。

パワー無限ピーマン

ピーマンのビタミンCをたっぷりと
補給できるレシピです。
ストレスに負けない体になります！

材料（2〜3人分）

ピーマン……3 個
いり白ごま、鶏ガラスープのもと
　……各小さじ 1
ごま油……大さじ 1

つくり方

1 ピーマンは細切りにし、耐熱容器に入れ、ラップをふんわりとかけ、電子レンジ（500W）で 2 分加熱する。
2 あたたかいうちに残りの材料を加えてまぜる。

管理栄養士より
ピーマンの香り成分ピラジンが
精神を安定

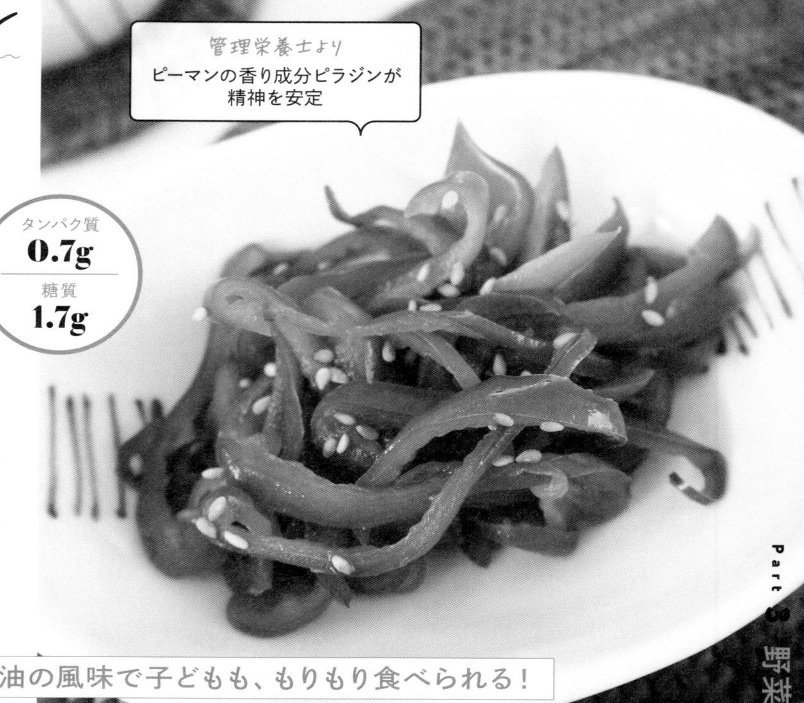

タンパク質 **0.7g**
糖質 **1.7g**

ごま油の風味で子どもも、もりもり食べられる！

Part 3 野菜 dishes

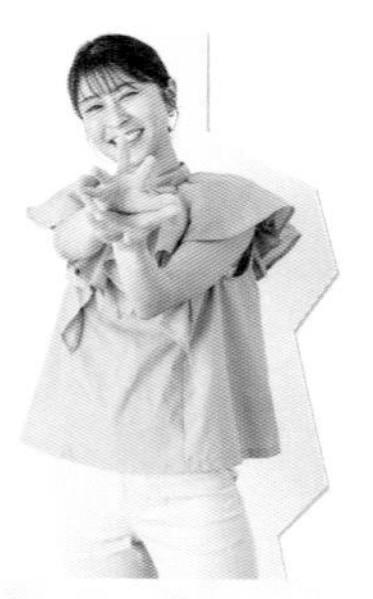

ズッキーニのバタつゆソテー

ズッキーニはビタミンCが豊富。
バターでソテーすると吸収率が高まります。
毒素を排出するカリウムもプラス。

管理栄養士より
皮ごと食べるズッキーニは
栄養素をまるごと摂取できます

タンパク質 **1.9g**
糖質 **2.2g**

ズッキーニに油を吸わせるとコクが出る！

材料（2〜3人分）

ズッキーニ……1 本
青じそ……2 枚
いり白ごま……適量
バター……10g
めんつゆ（ストレートタイプ）……大さじ 1
オリーブオイル ……小さじ 1

つくり方

1 ズッキーニは 1㎝厚さに切る。
2 フライパンにオリーブオイルを熱し、**1**を入れ、ふたをして蒸し焼きにする。
3 火が通ったらふたをとり、バター、めんつゆを加えて味をからめる。
4 器に盛り、せん切りにした青じそをのせ、ごまを散らす。

タンパク質
0.8g
糖質
5.4g
マスタードのほどよい酸味で食欲増進
管理栄養士より
葉酸が脳の働きをよくしてくれます

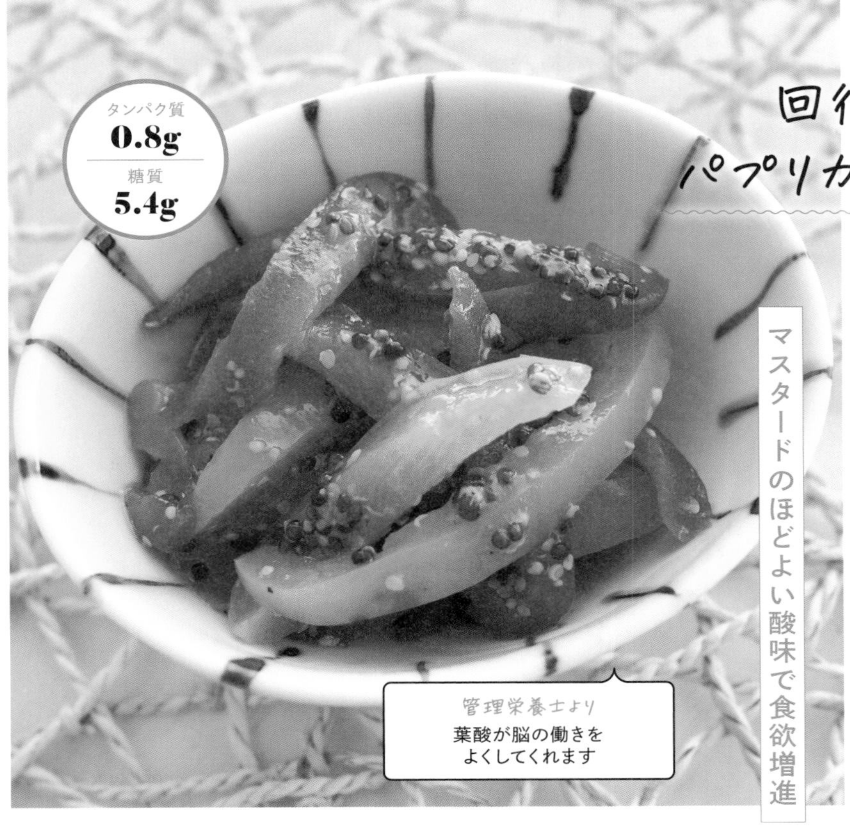

回復力てんこ盛り!パプリカのマスタードあえ

パプリカはビタミンEなど
抗酸化作用の強い
ビタミンが豊富で、
抗ストレス対策にぴったり。

材料(2人分)

パプリカ(赤・黄)
……各1/2個
メープルシロップ……小さじ1/2
マスタード、オリーブオイル
……各小さじ1

つくり方

1 パプリカは細切りにし、耐熱容器に入れてラップをふんわりとかけ、電子レンジ(500W)で2分加熱する。

2 水けをしぼってボウルに入れ、残りの材料を加えてあえる。

酢漬け赤ピーマン添え回復サラダ

赤ピーマンはピーマンよりビタミンCが豊富で
わが家の生野菜サラダには
欠かせない野菜。
酢漬けにするとドレッシングがわりにも。

材料(2人分)

赤ピーマン……1個
好みのサラダ……適量
酢……大さじ1

つくり方

1 赤ピーマンは細切りにしてボウルに入れ、酢を加えてまぜる。

2 器にサラダを盛り、**1**を添える。

管理栄養士より
赤ピーマンのビタミンPは腸内環境を改善します
タンパク質
1.1g
糖質
2.0g
手軽に栄養素とおいしさをプラス

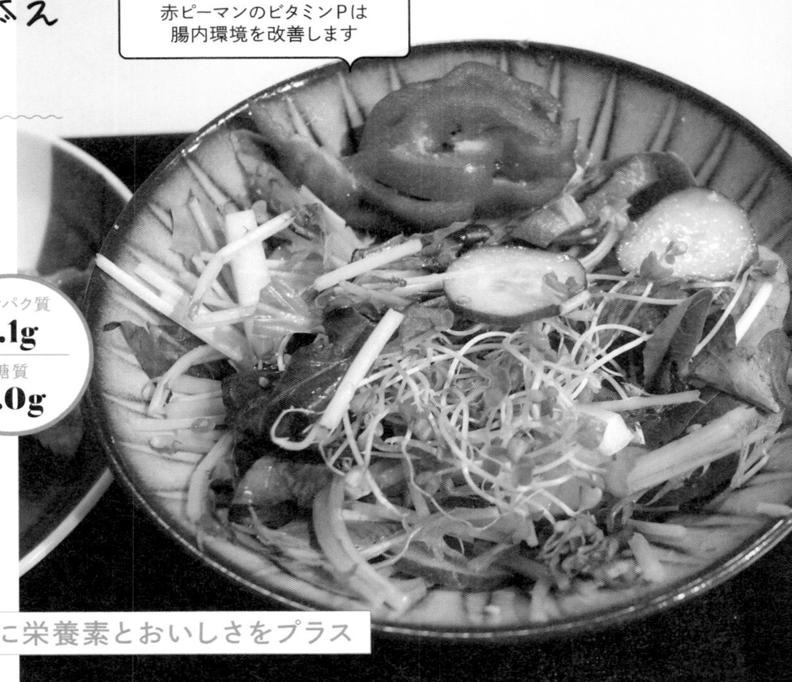

タンパク質
2.7g
糖質
1.1g
オリーブオイルでコクのある味わいに
管理栄養士より
モロヘイヤは
回復ビタミン、ミネラルの宝庫！

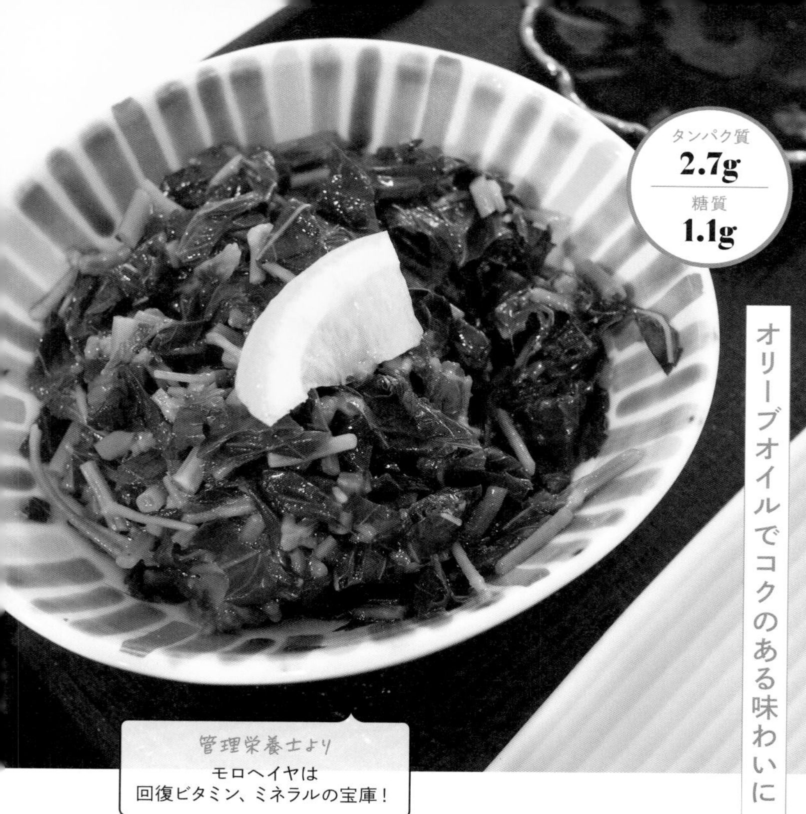

腸から元気になるモロヘイヤあえ

モロヘイヤのぬるぬるは、ペクチンという
水溶性食物繊維。腸活に劇的効果が！
脳の働きを助ける葉酸もたっぷりとって。

材料（2～3人分）

モロヘイヤ……1袋
レモン汁……適量
しょうゆ……小さじ1
オリーブオイル……大さじ1

つくり方

1 モロヘイヤはさっとゆでてざるに上げ、すぐに流水で冷やす。
2 1の水けをきってこまかく刻み、ボウルに入れ、オリーブオイル、レモン汁、しょうゆを加えてまぜる。器に盛り、好みでスライスしたレモンをのせる。

食欲が止まらないチョレギサラダ

ごま油としょうゆでチョレギ風にすると
子どもも野菜がどんどんすすみます。
ビタミンCがたっぷりなので
ストレスを感じた日にオススメ！

材料（2人分）

好みの葉野菜……適量
きゅうり……1/3本
ブロッコリースプラウト……適量
いり白ごま……小さじ1
ごま油……大さじ1
しょうゆ……小さじ1/2
海塩（塩でも可）……ひとつまみ

つくり方

1 きゅうりは薄切りにする。
2 ボウルにすべての材料を入れてまぜる。

タンパク質
1.1g
糖質
1.0g
管理栄養士より
海塩のミネラル分が
脳を活性してイライラ防止に
どんな野菜にもぴったりな味つけ！

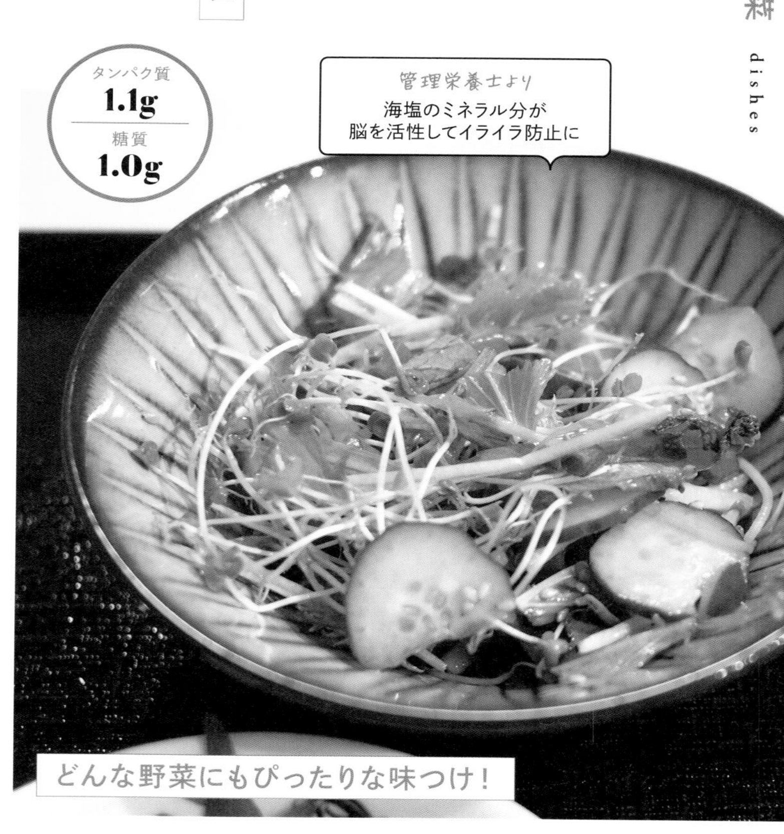

免疫力オニオンスライス

玉ねぎの香り成分・硫化アリルには
免疫力アップやストレス解消効果が！
生食で効率よく摂取できます。
水にさらさないのが栄養価アップのコツ。

材料（2人分）

玉ねぎ……1/4個
かつお節、ポン酢しょうゆ
……各適量

タンパク質 **1.3g**
糖質 **2.3g**

つくり方

1 玉ねぎは薄切りにし、そのまま10分ほどおく（水につけてしまうとビタミンも流れ出てしまうので、そのままおいて辛みを飛ばす）。

2 器に盛り、ポン酢しょうゆを回しかけ、かつお節をかける。

管理栄養士より
玉ねぎは疲労回復効果も高いパワー食材！

かつお節とポン酢でシャキッと食べて

太陽のパワーをもらう切り干し大根の酢の物

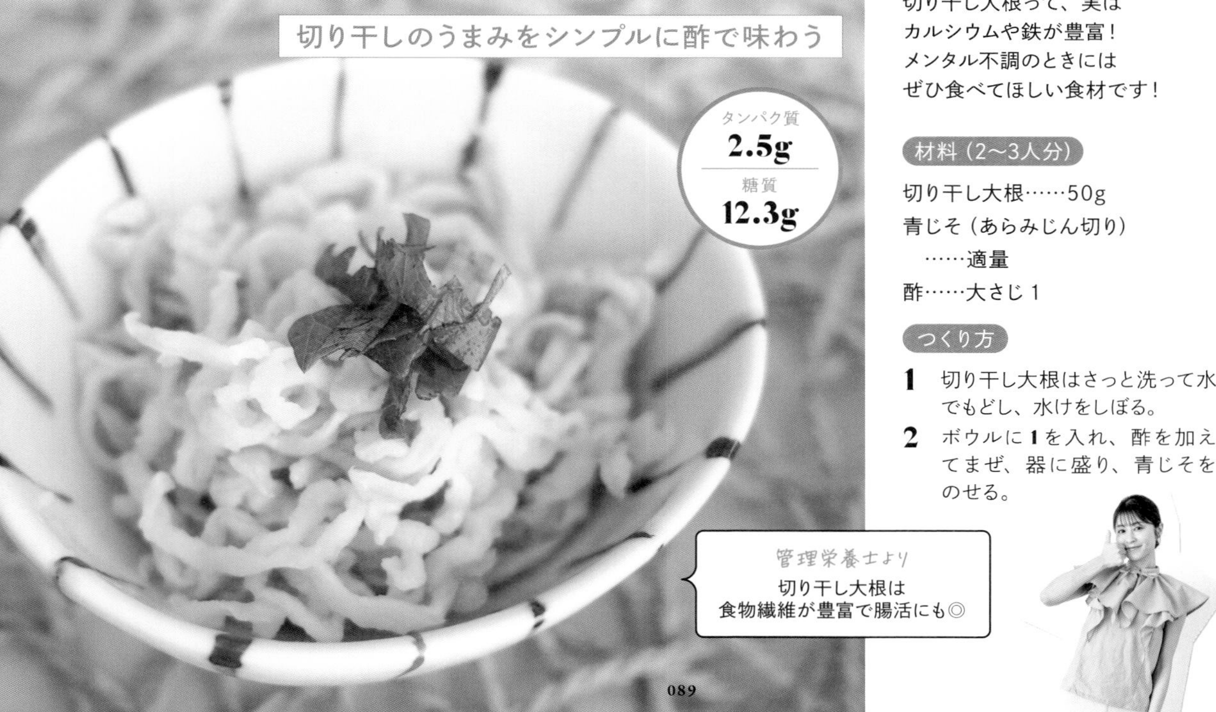

切り干しのうまみをシンプルに酢で味わう

タンパク質 **2.5g**
糖質 **12.3g**

切り干し大根って、実は
カルシウムや鉄が豊富！
メンタル不調のときには
ぜひ食べてほしい食材です！

材料（2〜3人分）

切り干し大根……50g
青じそ（あらみじん切り）
……適量
酢……大さじ1

つくり方

1 切り干し大根はさっと洗って水でもどし、水けをしぼる。

2 ボウルに**1**を入れ、酢を加えてまぜ、器に盛り、青じそをのせる。

管理栄養士より
切り干し大根は
食物繊維が豊富で腸活にも◎

スープなら野菜の栄養素をまるごと摂取できる！

soup 野菜のスープ

回復力を上げるには、野菜のスープを食卓の定番に。
ポタージュにしたり、煮込んで消化しやすくして、栄養素をしっかり吸収！

タンパク質 **2.3g**
糖質 **18.9g**

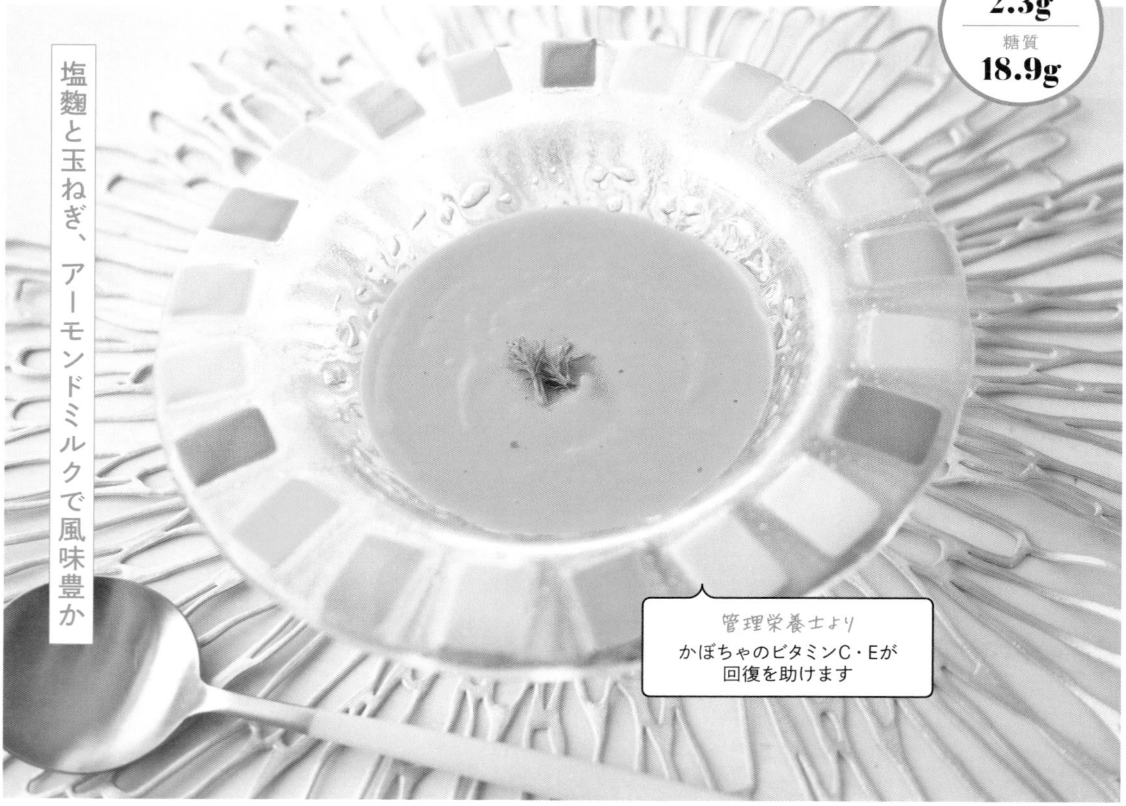

塩麹と玉ねぎ、アーモンドミルクで風味豊か

管理栄養士より
かぼちゃのビタミンC・Eが
回復を助けます

内臓から元気になるかぼちゃのポタージュ

かぼちゃや玉ねぎのビタミンやミネラルの回復効果に、塩麹の腸活効果も
加わった、滋養たっぷりのスープ。元気の出ない朝や体調のすぐれないときにも◎。

材料（3〜4人分）

かぼちゃ・玉ねぎ
……各 1/4 個
アーモンドミルク……180mℓ
塩麹……大さじ 1 弱

つくり方

1. かぼちゃは一口大に切り、玉ねぎは薄切りにして耐熱容器に入れ、ラップをふんわりとかけて電子レンジ（600W）で 3 分加熱し、しばらくおく。
2. かぼちゃの皮をむき、ミキサーに材料を入れてかくはんする。
3. 器に盛り、好みでちぎったディルを飾る。

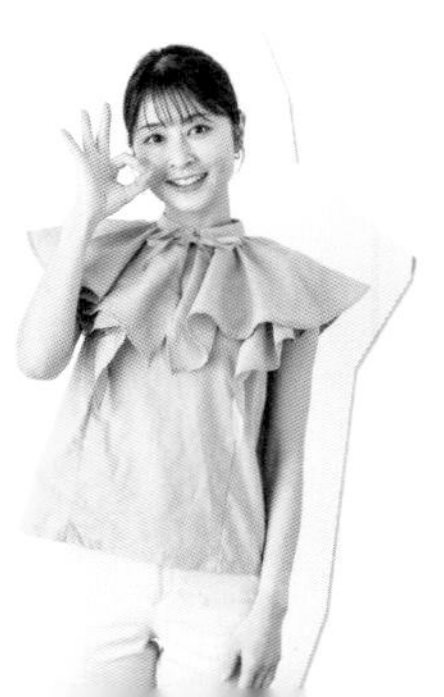

心のお掃除
コロコロ根菜スープ

根菜には食物繊維がたっぷり！
腸内環境が改善されると自律神経が整い
メンタルが安定。

材料（2人分）

にんじん……1/3 個
れんこん……50g
かぼちゃ……60g
玉ねぎ……1/3 個
しいたけ……1 個
ドライバジル……適量
ブイヨン（顆粒）……小さじ 1

つくり方

1. 野菜としいたけはさいの目切りにし、なべに水２カップ、ブイヨンと入れ、やわらかくなるまで煮る。
2. 器に盛り、ドライバジルを振る。

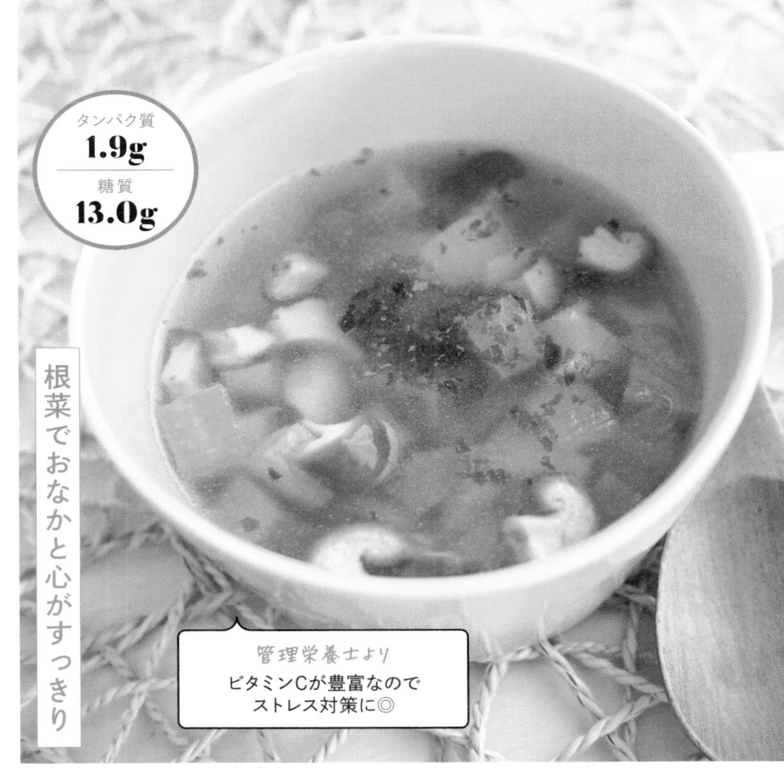

タンパク質 **1.9g**
糖質 **13.0g**

根菜でおなかと心がすっきり

管理栄養士より
ビタミンCが豊富なので
ストレス対策に◎

血液をつくる
ビーツのポタージュ

ビーツの葉酸や鉄が血流を促進！
脳のどんよりもクリアにしてくれます。
やる気が出ないときにオススメの
ポジティブスープです。

管理栄養士より
ビーツのベタシアニンは
強力な抗酸化成分

タンパク質 **3.1g**
糖質 **11.7g**

「飲む輸血」といわれるビーツのこくまろスープ

材料（2～3人分）

ビーツ……1 個
玉ねぎ……1/4 個
アーモンドミルク……200㎖
ドライパセリ……適量
ブイヨン（顆粒）……小さじ 1

つくり方

1. ビーツは皮をむいて一口大に切り、玉ねぎは薄切りにして耐熱容器に入れ、ラップをふんわりとかけ、電子レンジ（500W）で３分加熱する。
2. 1とアーモンドミルク、ブイヨンをミキサーに入れてかくはんする。
3. 器に盛り、ドライパセリを振る。

テーマ

体をねじって、ストレスをしぼり出す

ストレスからくる心身の不調に悩む人におすすめのヨガです。
ストレスをしぼり、吐き出すイメージで体をひねります。
背骨の周りがゆるんで、気分をすっきりデトックス。

あごを引く
背骨から
ひねる

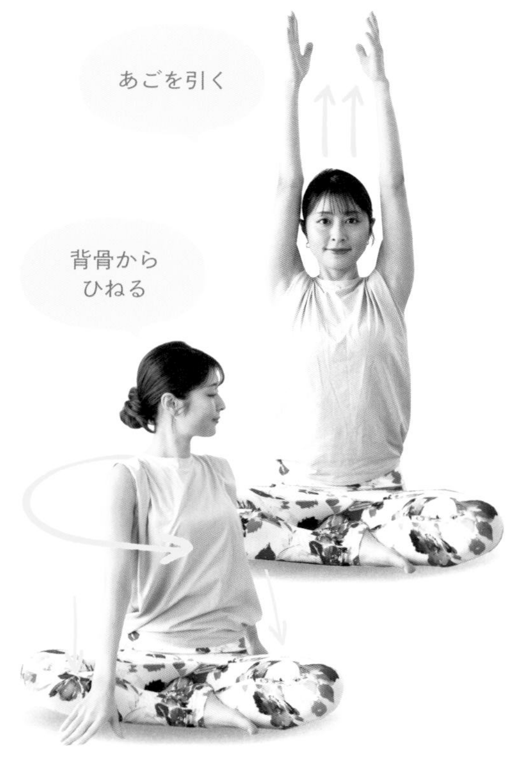

1 あぐらで座り背骨を立てて、息を吸いながら両手を上に伸ばし、上半身を引き上げる。息を吐きながら右手は右ひざ前に、左手は斜め後ろにおろし、体を左にひねる。10秒キープ。

両手の指で
床を押す

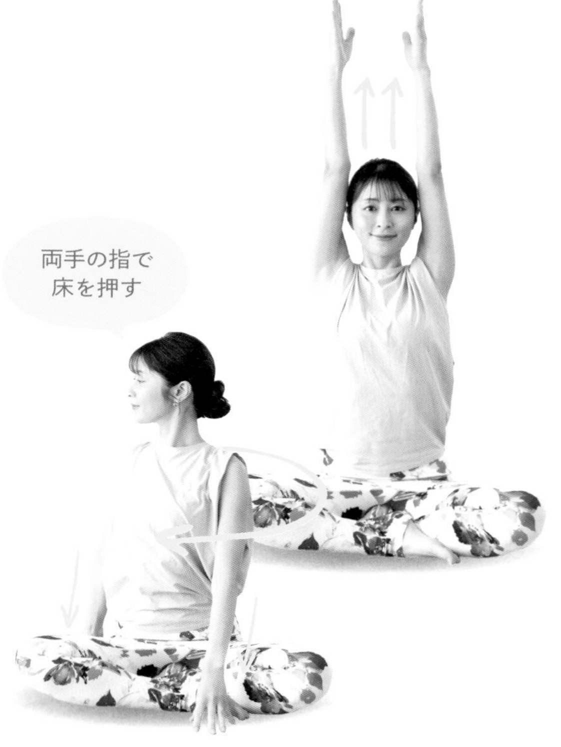

2 反対側も同様に。顔からではなく背骨からひねるのがコツ。

Part

4

腸活おかず

腸は第二の脳、腸内環境はメンタルと
深く結びついているといわれます。
権田家ではきのこや海藻を使ったサブおかずを
小鉢感覚でよく食べます。
もう1品ほしいときや、おやつにも最適ですよ。

食物繊維が腸内をきれいにしてくれる

小鉢は
おやつにも
食べてます！

Mushroom きのこ

腸内の掃除をしてくれるきのこは腸活の強い味方。免疫力を上げてくれるので、
心身の健康のために、ちょいちょいとっていきましょう！

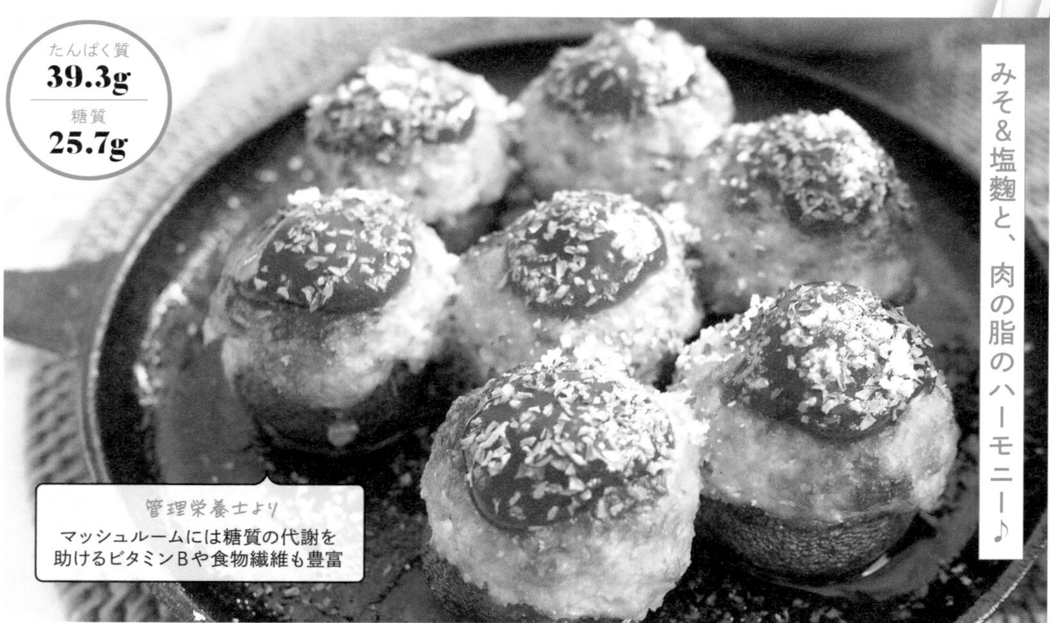

たんぱく質
39.3g
糖質
25.7g

みそ&塩麹と、肉の脂のハーモニー♪

管理栄養士より
マッシュルームには糖質の代謝を
助けるビタミンBや食物繊維も豊富

腸内環境上向きマッシュルームバーグ

食物繊維たっぷりのマッシュルームに、発酵食品のみそで味つけしたハンバーグだねを
のせて焼いた、免疫力を高めるハンバーグ。ソースにも快腸食材・塩麹入りです！

材料（2人分）

マッシュルーム（大）……10個
牛ひき肉（合いびき肉でも可）
……400g
玉ねぎ……3/4個
かたくり粉……大さじ2
みそ……大さじ1
オールスパイス、塩、こしょう
……各少々
粉チーズ……適量
A
トマトケチャップ、赤ワイン……各大さじ2
トマト缶……大さじ4
塩麹、オイスターソース……各大さじ1

つくり方

1 玉ねぎはみじん切りにして耐熱容器に入れ、ラップをふんわりとかけて電子レンジ（500W）で3分加熱する。

2 **1**にひき肉、かたくり粉、みそ、オールスパイスと塩、こしょうを加えてこね、10等分し、マッシュルームにのせる。

3 **2**を耐熱皿にのせて180度に予熱したオーブンで20分ほど焼く。

4 なべにAを入れてひと煮立ちさせ、**3**にかける。粉チーズを振り、好みでドライパセリを散らす。

3分で腸活！しいたけのバターじょうゆ焼き

しいたけのビタミンDがカルシウムの吸収を
助けてイライラを予防！
おやつに食べるのもオススメですよ。

たんぱく質 **2.4g**
糖質 **2.0g**

材料（1人分）

しいたけ……3個
小ねぎ（小口切り）……適量
グラスフェッドバター……10g
しょうゆ……小さじ1

つくり方

1. しいたけは笠を下にしてフライパンに入れ、ふたをして蒸し焼きにする。
2. 火が通ったらふたをとってバターをのせ、しょうゆを回しかける。
3. 器に盛り、小ねぎを散らす。

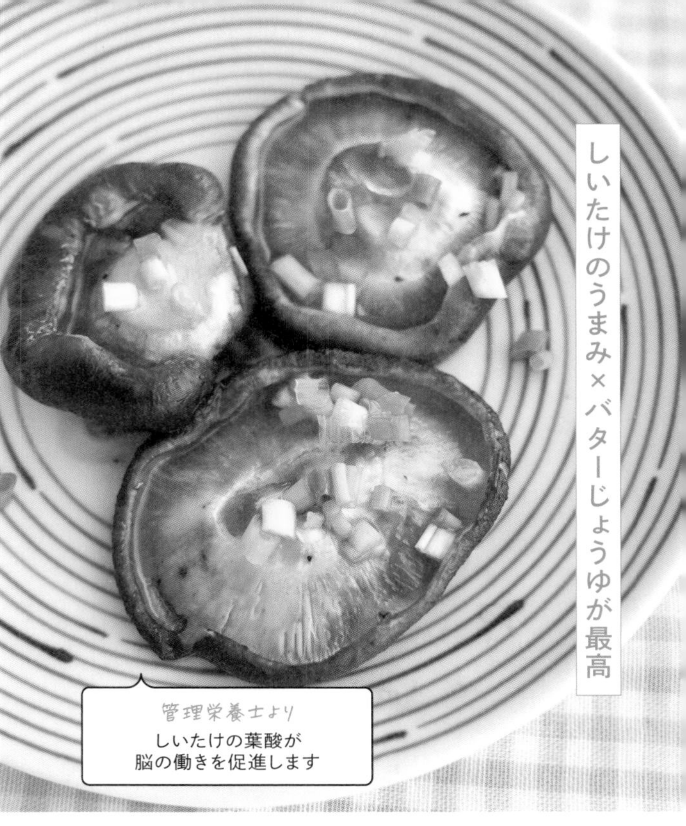

しいたけのうまみ×バターじょうゆが最高

管理栄養士より
しいたけの葉酸が
脳の働きを促進します

つくりおきで！きのこの腸活マリネ

たっぷりきのこの食物繊維を
フル活用して腸活おかずに！
つくりおきすれば、ちょい足しや
小腹がすいたときに大活躍します！

タンパク質 **2.1g**
糖質 **3.2g**

管理栄養士より
バルサミコ酢の抗酸化作用で
サビない体に

バルサミコ味でつるんと食べられる

材料（2〜3人分）

好みのきのこ（えのきだけ、
しいたけ、しめじなど）
……合わせて120g
バルサミコ酢……大さじ1
オリーブオイル、しょうゆ
……各大さじ1/2

つくり方

1. きのこは食べやすく切って耐熱容器に入れ、ラップをふんわりとかけ、電子レンジ（500W）で2分加熱する。水けが出るので、ざるに上げて水けをきる。
2. ボウルに1と残りの材料を入れてあえる。あら熱をとってから冷蔵室で3日ほど保存可能。

なめこで整う納豆キムチ

発酵食品の納豆とキムチに
なめこを加えた最強腸活レシピ。
なめこのぬめり成分が
腸粘膜も保護してくれる！

材料（2人分）

なめこ……1袋
納豆……1パック
キムチ、小ねぎ（小口切り）……各適量
しょうゆ、ごま油……各小さじ1
酢……大さじ1

つくり方

1 なめこはさっとゆで、ざるに上げて水けをきる。

2 器に1、納豆、キムチを盛り、小ねぎをのせ、調味料をかける。好みでいり黒ごまを振り、まぜて食べる。

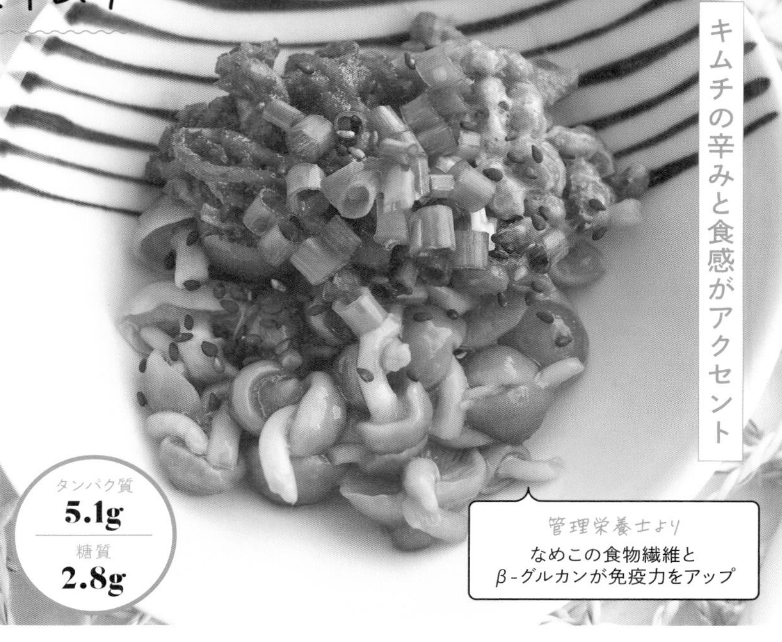

キムチの辛みと食感がアクセント

タンパク質 5.1g
糖質 2.8g

管理栄養士より
なめこの食物繊維と
β-グルカンが免疫力をアップ

心を軽くするささ身としいたけの冷菜

しいたけとコチュジャンが腸内環境を整える！
ささ身のトリプトファンとビタミンB6が
メンタルも強化してくれます。

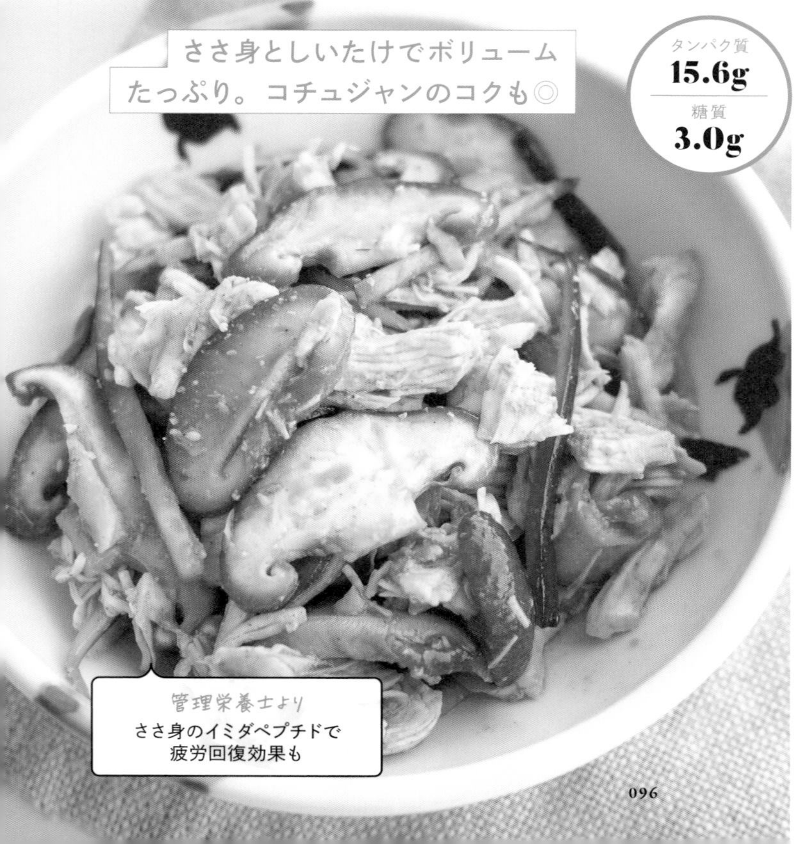

ささ身としいたけでボリューム
たっぷり。コチュジャンのコクも◎

タンパク質 15.6g
糖質 3.0g

管理栄養士より
ささ身のイミダペプチドで
疲労回復効果も

材料（2人分）

鶏ささ身……3本
しいたけ……2個
きゅうり……3cm
酒……小さじ1
A コチュジャン……小さじ1強
酢……大さじ1
しょうゆ、いり白ごま、ごま油……各小さじ1

つくり方

1 ささ身はフォークで穴をあけ、しいたけは薄切りにし、ともに耐熱容器に入れる。酒を振ってラップをふんわりとかけ、電子レンジ（500W）で4分加熱する。

2 きゅうりは細切りにし、塩もみ（分量外）をして水けをしぼる。

3 ささ身のあら熱がとれたら裂く。

4 ボウルに2、3、しいたけ、Aを入れてまぜ合わせる。

権田家の食卓に
登場回数の多い
腸活食材です！

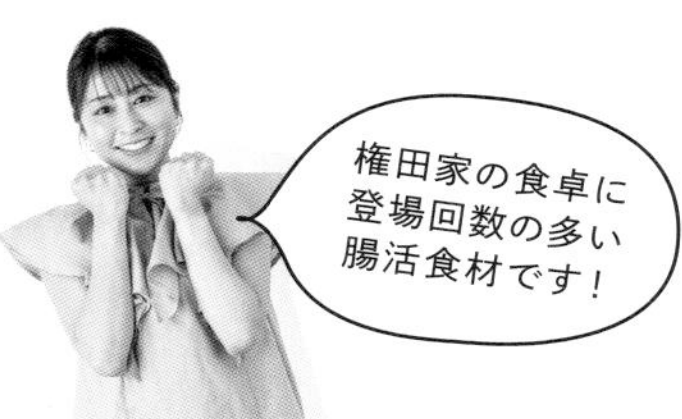

食物繊維とミネラル、ビタミンがたっぷり

Seaweed 海藻

海藻には腸内環境を整える水溶性食物繊維が豊富。
海のミネラルも含まれているので、海藻レシピをぜひ定番に。

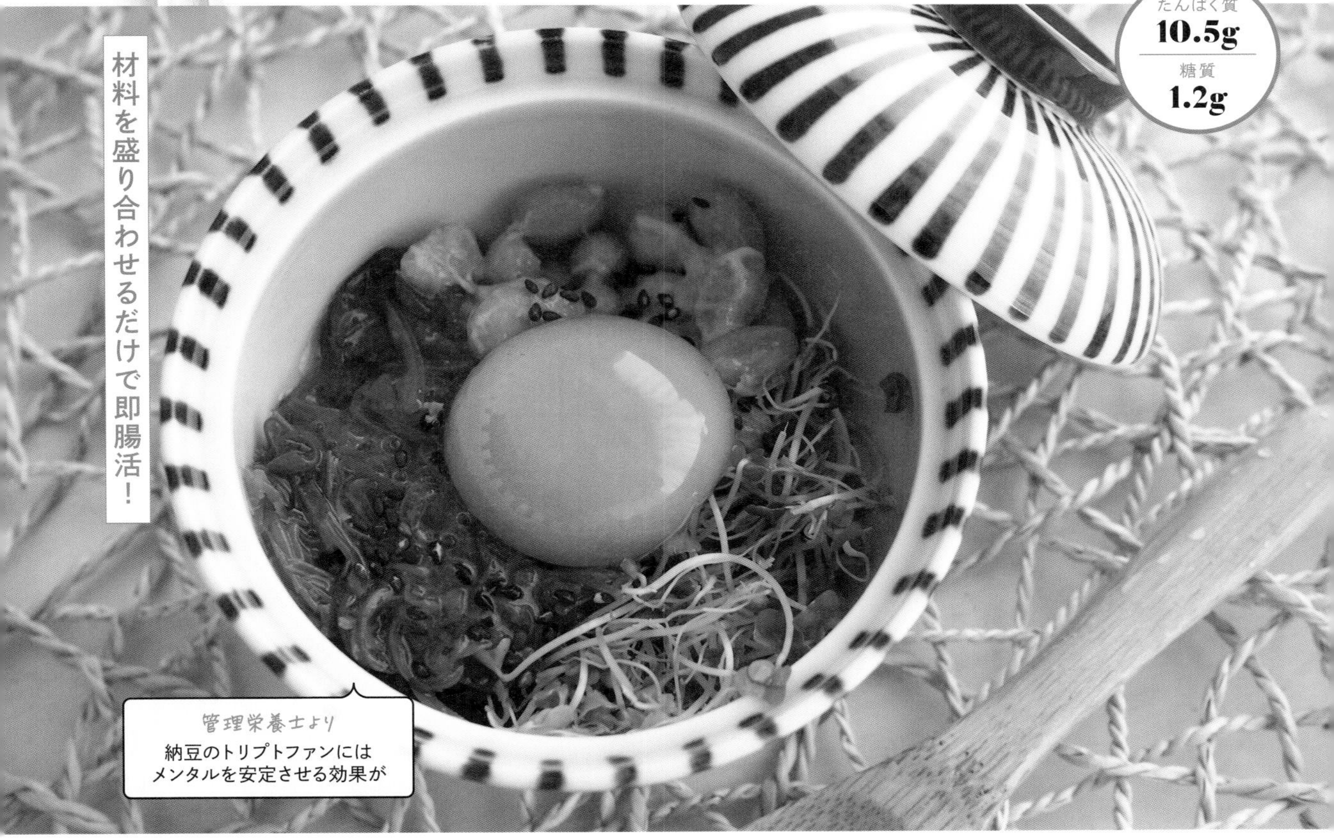

たんぱく質 10.5g
糖質 1.2g

材料を盛り合わせるだけで即腸活！

管理栄養士より
納豆のトリプトファンには
メンタルを安定させる効果が

腸が喜ぶネバネバめかぶ納豆

めかぶ特有のぬめり成分、アルギン酸とフコイダン＋納豆の食物繊維が
整腸作用を促進して腸内環境を改善！ 腹もちもいいのでダイエットにも◎。

納豆のたれや酢をかけて
食べるのもオススメ！

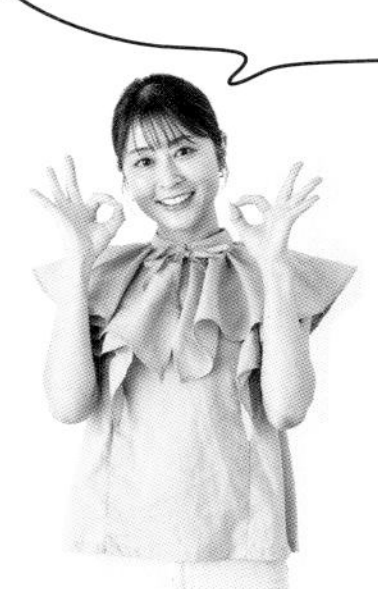

材料（1人分）

めかぶ・納豆……各1パック
ブロッコリースプラウト……ひとつかみ
卵黄……1個分

つくり方

1 器にめかぶ、納豆、ブロッコリースプラウトを盛り、卵黄をのせて、好みでいり黒ごまを振り、まぜて食べる。

メンタル安定！切り昆布とちくわのきんぴら風

切り昆布は低カロリーで食物繊維がたっぷり。腸内環境の改善はもちろん、食後の血糖値の上昇をゆるやかにしてくれるのでメンタルも安定します！

タンパク質 **12.9g**
糖質 **23.0g**

材料(2～3人分)

ちくわ……2本
切り昆布（生）……100g
いり白ごま……適量
しょうゆ、メープルシロップ、酒……各大さじ1
ごま油……小さじ1

つくり方

1. 昆布は軽く洗い、食べやすく切る。ちくわは斜め切りにする。
2. フライパンにごま油を熱し、**1**を入れてさっと炒める。
3. 酒、しょうゆ、メープルシロップを加え、強火にして味をからめる。器に盛り、ごまを散らす。

管理栄養士より
昆布のヨウ素が代謝を促進して心身の疲労を回復

昆布のうまみがたっぷり。ごま油の香りも◎

即効！わかめの腸活ナムル

タンパク質 **1.4g**
糖質 **1.6g**

管理栄養士より
わかめのヨウ素が細胞を活性。脳の働きをよくします

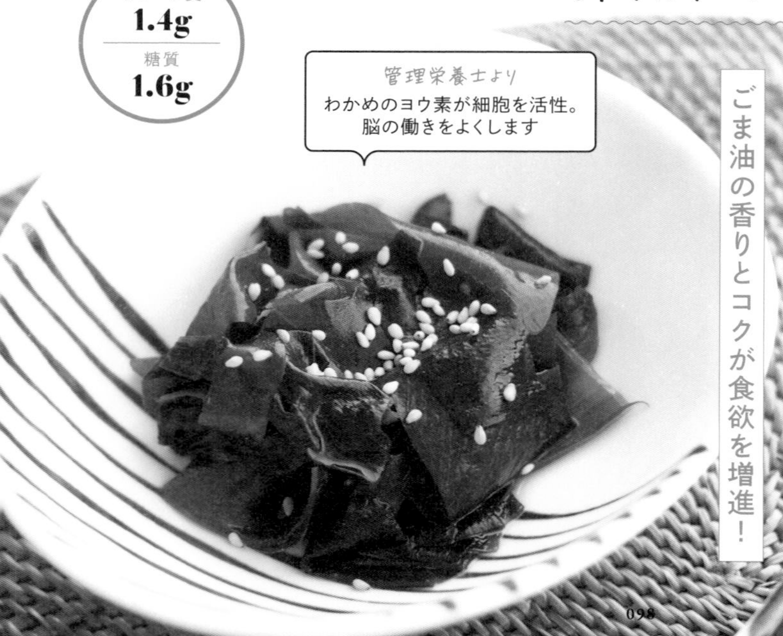

ごま油の香りとコクが食欲を増進！

わかめは海藻の中でも食物繊維量がトップクラス！カルシウムも豊富なので、腸活にもメンタルにも◎。

材料（2人分）

わかめ（生）……100g
いり白ごま、鶏ガラスープのもと……各小さじ1
ごま油……大さじ1

つくり方

1. わかめは食べやすく切る。
2. ボウルに**1**と鶏ガラスープのもと、ごま油を入れてまぜ合わせる。器に盛ってごまを振る。

疲労回復梅もずく汁

もずくには食物繊維がたっぷり！
梅のクエン酸が疲労を回復、
もずくのカルシウムの吸収もアップ。
イライラ防止に◎。

材料（1人分）

もずく……40g
梅干し……1個
だし……1カップ

つくり方

1 なべにだしを入れて熱し、もずく、梅干しを加えてあたためる。

梅をほぐしながら
ツルッと食べてください

梅風味のほっこりスープで疲れがとれる

タンパク質
0.8g
糖質
1.4g
管理栄養士より
梅の豊富な植物性乳酸菌が
整腸作用を促進します

タンパク質
12.5g
糖質
3.4g
管理栄養士より
たこのビタミンB12は
集中力をアップさせる効果も
韓国風ピリ辛風味でおつまみにも♡

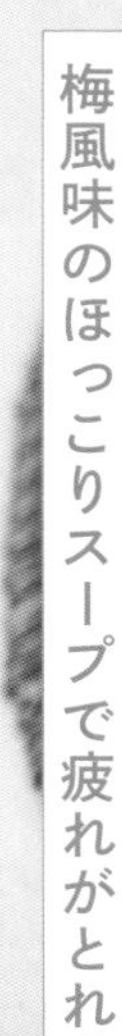

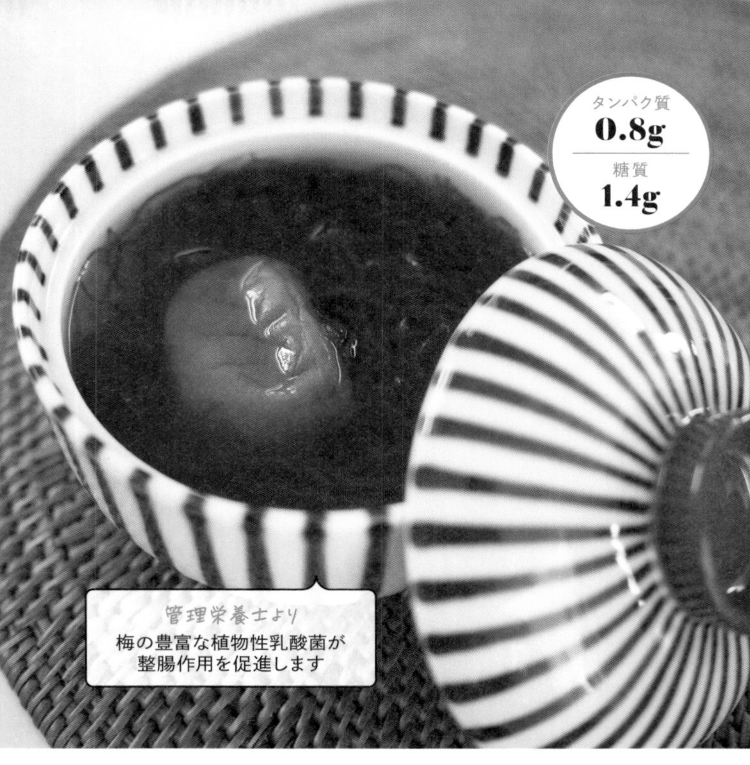

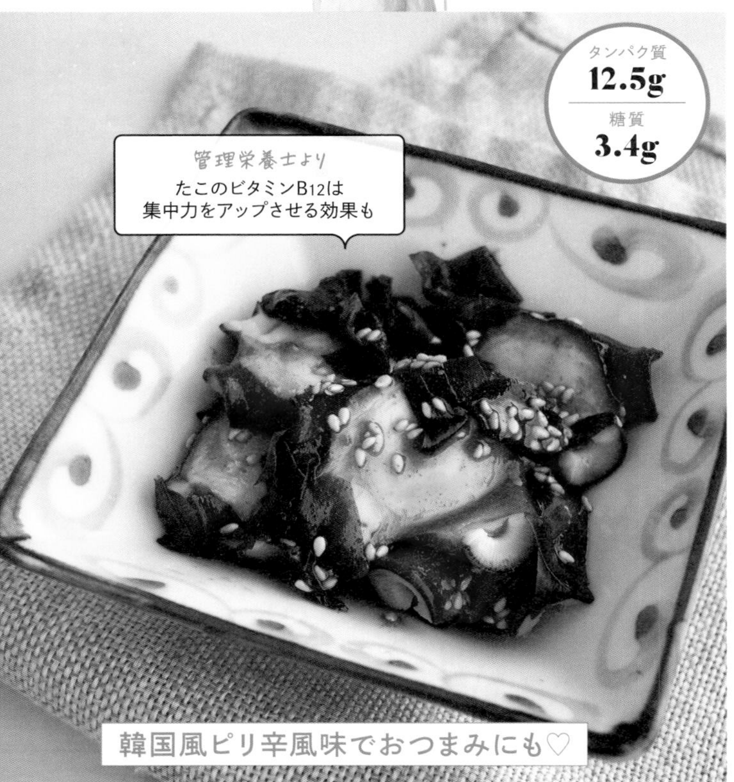

脳がすっきり！ たことわかめのピリ辛あえ

わかめの食物繊維とコチュジャンが
腸内環境を整えてくれます。たこの鉄も
メンタル回復をあと押し！

材料（2人分）

ゆでたこ……100g
わかめ（生）……100g
コチュジャン、しょうゆ、いり白ごま……各小さじ1
酢……大さじ1

つくり方

1 たこは斜め切りにする。
2 わかめは食べやすく切る。
3 ボウルにすべての材料を入れてまぜ合わせる。

メンタル回復ヨガ
その4

テーマ

頭のコリをほぐし、入眠しやすく

寝つきが悪い人は、就寝前に「魚のポーズ」を試してみてください。
胸、肩を開くことで深い呼吸がしやすくなり、体がリラックスモードに。
背中もほぐれるので、安眠しやすくなります。

手を
お尻の下に

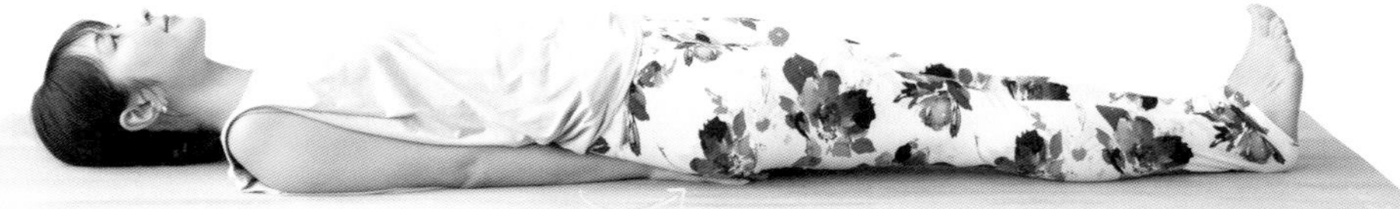

1 あおむけになり、手のひらは下に向けてお尻の下に置く。つま先は天井に向ける。

頭頂部を
つける
胸を持ち上げる

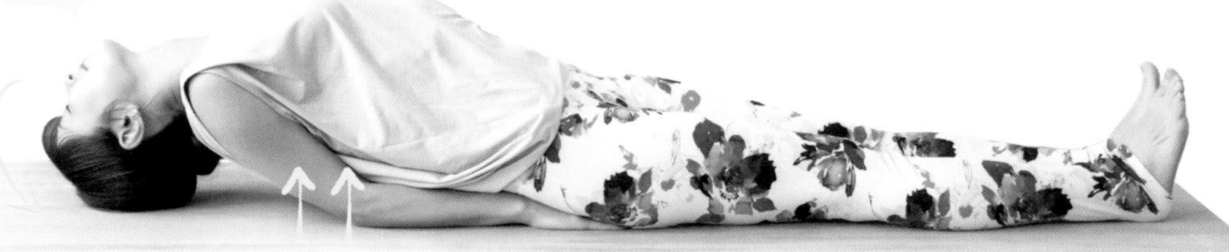

2 息を吸いながら、ひじで床を押して胸を持ち上げ、頭頂部を床につけて、開いたのどと胸に深い呼吸を送りながら、新鮮な空気で満たす。息を吐きながら1の姿勢に戻る。
※2のポーズが難しい場合は、1の姿勢のまま深呼吸をくり返す。

Part

5

ごはんとめん

血糖値の乱高下を防ぐため、
摂取量はコントロールしたい糖質ですが、
特に男子や子どもはやはり大好きなので、
肉や魚をたっぷり入れたり、グルテンフリーのめんなどを使い、
満足度もキープしつつ、量を上手にコントロールするのが◎。
パワーも発揮でき、メンタルも安定！

糖質に各食材の栄養素を上手に組み合わせた

Rice ごはん

ごはんの量を
減らして
つくっても OK

とりすぎないようにしたい糖質ですが、わが家の男子はやっぱり大好き。
必要な栄養素でもあるので、タンパク質と組み合わせて上手にとって。

タンパク質
25.4g
糖質
57.8g

梅の酸味と塩昆布の相性は抜群！

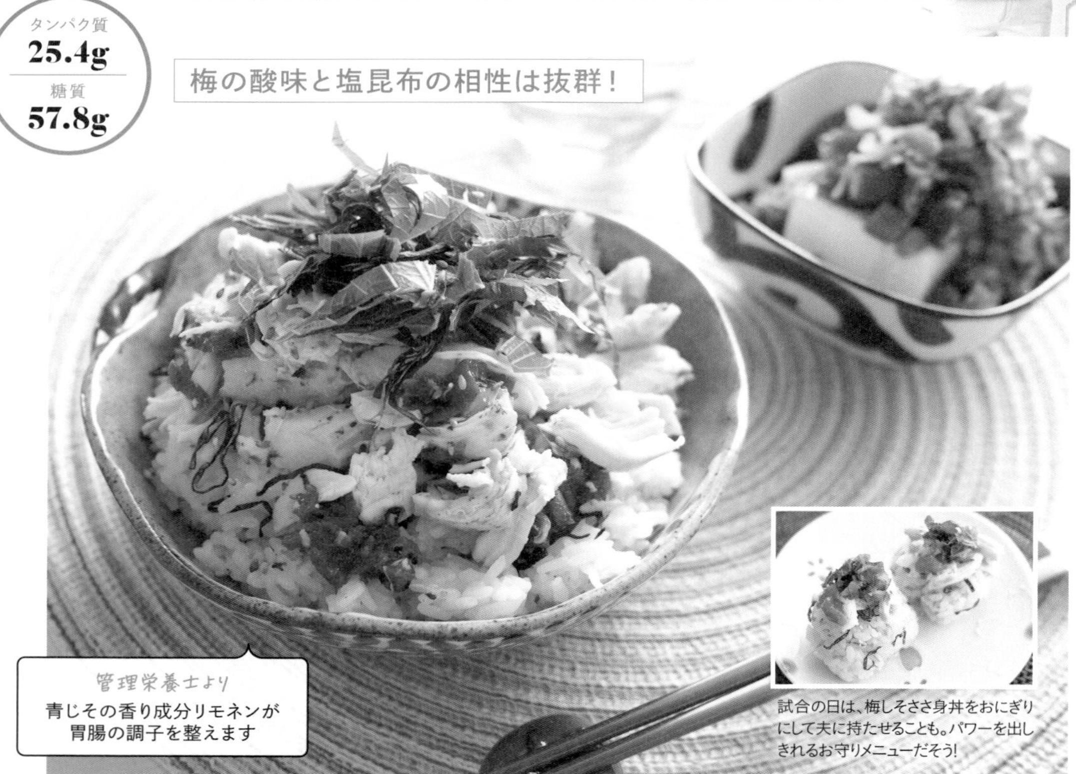

管理栄養士より
青じその香り成分リモネンが
胃腸の調子を整えます

試合の日は、梅しそささ身丼をおにぎりにして夫に持たせることも。パワーを出しきれるお守りメニューだそう！

守護神の勝負メシ！ さっぱり梅しそささ身丼

高タンパク・低脂質なささ身をたっぷり盛った、夫の試合前のルーティンごはん。
梅干しの乳酸菌が腸内環境を整え、クエン酸が心身の疲労も回復！

材料（1人分）

あたたかいごはん……茶わん1杯分
鶏ささ身……2本
梅干し……2個
青じそ……3枚
いり白ごま、塩昆布……各適量
酒……小さじ1

つくり方

1. ささ身はフォークで穴をあけて耐熱容器に入れ、酒を振ってラップをふんわりとかけ、電子レンジ（600W）で3分加熱する。
2. 梅干しは種をとってこまかくたたき、青じそは細切りにする。
3. ささ身は裂いてボウルに入れ、梅干しを加えてまぜ合わせる。
4. ごはんと塩昆布はまぜ合わせる。
5. 器に**4**を盛り、**3**と青じそをのせてごまを散らす。

パワー倍増タコライス

タンパク質
61.7g
糖質
83.4g

一皿でお肉も生野菜もたっぷりとれる便利なレシピ。
タンパク質とビタミンCを組み合わせて
メンタルの安定にも効果を発揮しますよ。

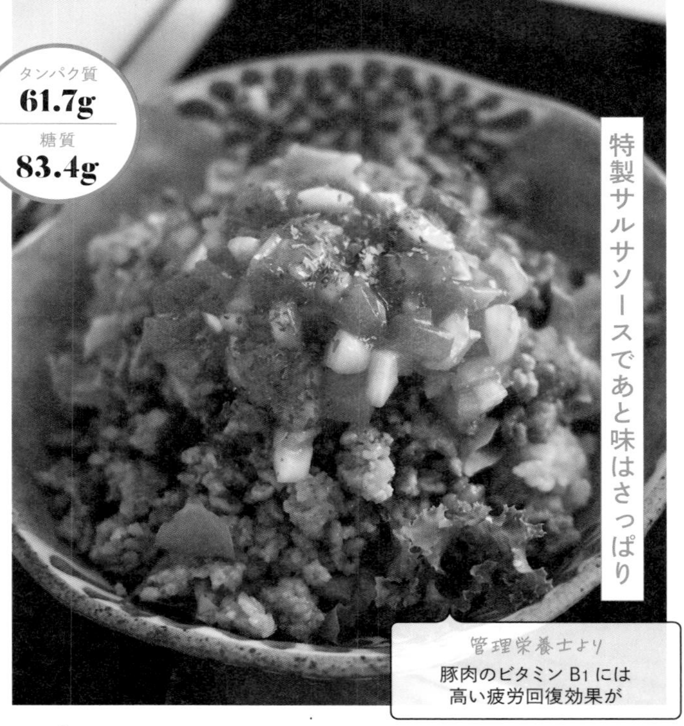

特製サルサソースであと味はさっぱり

管理栄養士より
豚肉のビタミン B_1 には
高い疲労回復効果が

材料（2 人分）

あたたかいごはん……茶わん 2 杯分
豚ひき肉……300g
パプリカ（赤）（ピーマンでも可）……1/2 個
玉ねぎ……1/2 個
ベビーリーフ（またはサニーレタス）……適量
トマトケチャップ……大さじ 3
レモン汁、ドライパセリ……各適量
ターメリックパウダー……小さじ 1
A しょうゆ、酒……各大さじ 1
　塩、こしょう……各適量

つくり方

1. パプリカと玉ねぎはみじん切りにする。
2. フライパンを熱し、ひき肉、玉ねぎの半量を入れて炒める。
3. Aを加えて軽く炒める。
4. ボウルに残りの玉ねぎ、パプリカ、ケチャップ、レモン汁、ターメリックパウダーを入れてまぜ合わせ、サルサソースをつくる。好みでタバスコを加えてもOK。
5. ごはん、ベビーリーフ、3、4 の順に盛りつけ、ドライパセリを振る。

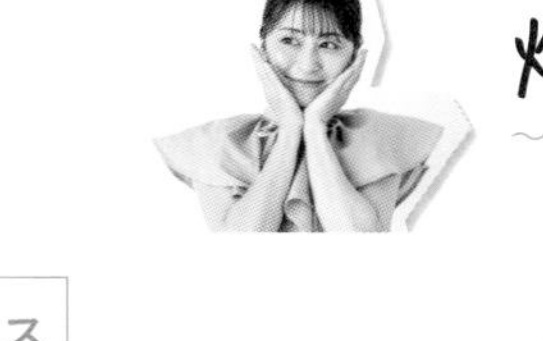

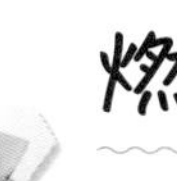

燃える！スパイシー炒飯

ひき肉とえびでタンパク質たっぷり。
玉ねぎの硫化アリルが神経を落ち着かせるので、
ストレス解消効果もばっちりです！

管理栄養士より
スパイスがストレスによる
体の酸化を予防

スパイスでととのえるエスニック味

タンパク質
55.0g
糖質
80.6g

材料（1 人分）

あたたかいごはん……200g
合いびき肉（鶏もも肉でも）……200g
えび……5 尾
玉ねぎ……1/4 個
ピーマン……1/2 個
エリンギ……1/2 本
パセリの葉（あらみじん切り）……適量
好みのスパイス（ターメリックパウダー、コリアンダー、ガラムマサラ、パプリカパウダーなど）……適量
鶏ガラスープのもと……小さじ 1
塩、こしょう……各少々

つくり方

1. ひき肉は塩、こしょうを振って下味をつける。玉ねぎはみじん切りにし、ピーマンとエリンギは小さく切る。
2. フライパンを熱し、ひき肉を入れて炒める。えび、玉ねぎ、ピーマン、エリンギを加え、軽く炒め、ごはんを加えて炒め合わせる。
3. スパイス、鶏ガラスープのもとを加えて味をととのえ、器に盛り、パセリを散らす。

管理栄養士より
ターメリックのクルクミンにも
抗酸化効果が
バターとケチャップのコクで
子どももも大好き
タンパク質
41.0g
糖質
88.6g

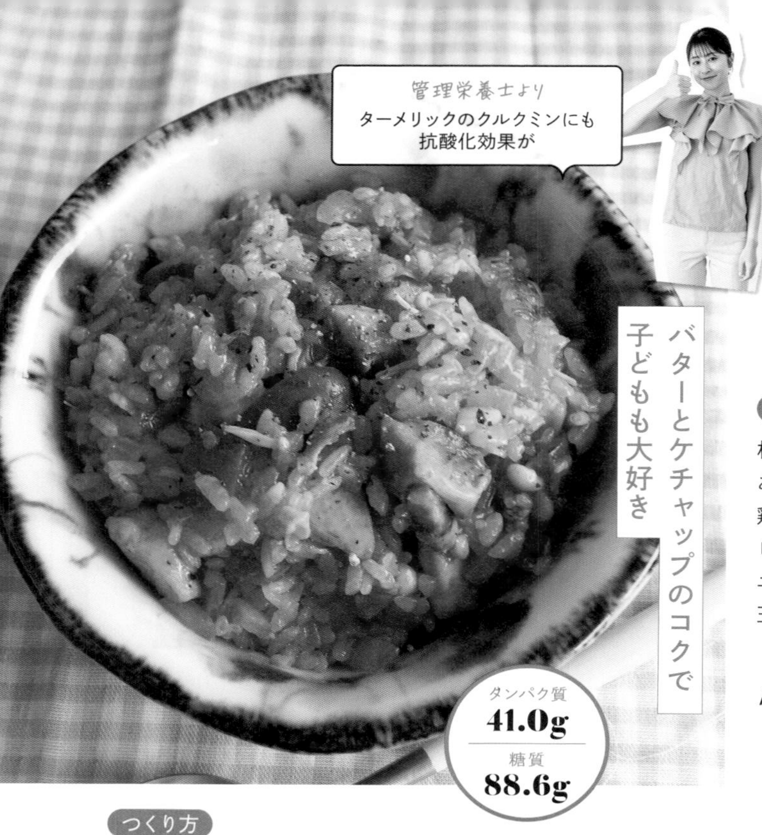

体をサビつかせない抗酸化チキンライス

玉ねぎのケルセチン、ピーマンのビタミンCなど
抗酸化作用のある栄養素をおいしくとれる一皿。
鶏肉でタンパク質もたっぷりどうぞ。

材料（1人分）

材料（1人分）
あたたかいごはん……200g
鶏もも肉……200g
ピーマン……1個
エリンギ（または好みのきのこ）……1本
玉ねぎ……1/4個
A
トマトケチャップ……大さじ2強
コンソメスープのもと（顆粒）……大さじ1/2
ターメリックパウダー……小さじ1
グラスフェッドバター……適量

つくり方

1 鶏肉は一口大に切り、フライパンに入れて炒める。
2 ピーマンはへたと種をとって小さく切る。エリンギは3cm角に切り、玉ねぎはみじん切りにする。
3 1に2を加えてふたをし、蒸し焼きにする。
4 全体に火が通ったら、ふたをとってキッチンペーパーでフライパンの脂を軽くふき、ごはんとAを加えて炒め合わせる。
5 器に盛り、好みでブラックペッパーを振る。

即効パワーチャージ！ TKGしらすのせごはん

イライラ防止のカルシウム摂取は小魚からが手軽！
朝の定番・TKG（卵かけごはん）にのせれば
時短でタンパク質とポジティブな気分をたっぷり補給。

材料（1人分）

あたたかいごはん……茶わん1杯分
卵黄……1個分
しらす……30g
しょうゆ……小さじ1
刻みのり……適量

つくり方

1 器にごはんを盛って卵黄としょうゆをまぜる。
2 のり、しらすをのせる。

管理栄養士より
卵黄のビタミンB12が
自律神経の乱れを防ぎます
息子の朝ごはんの最多出場レシピ！
タンパク質
13.2g
糖質
54.0g

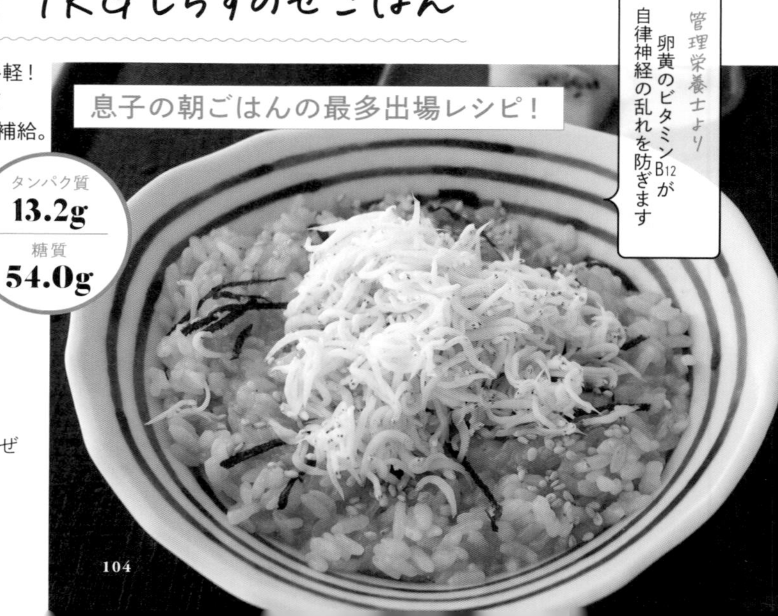

ココナッツで回復！ ルーなしスパイスカレー

タンパク質
35.0g
糖質
65.9g
管理栄養士より
ココナッツミルクの
ビタミンC・Eには抗酸化力が
スパイスの香りが食欲を刺激する

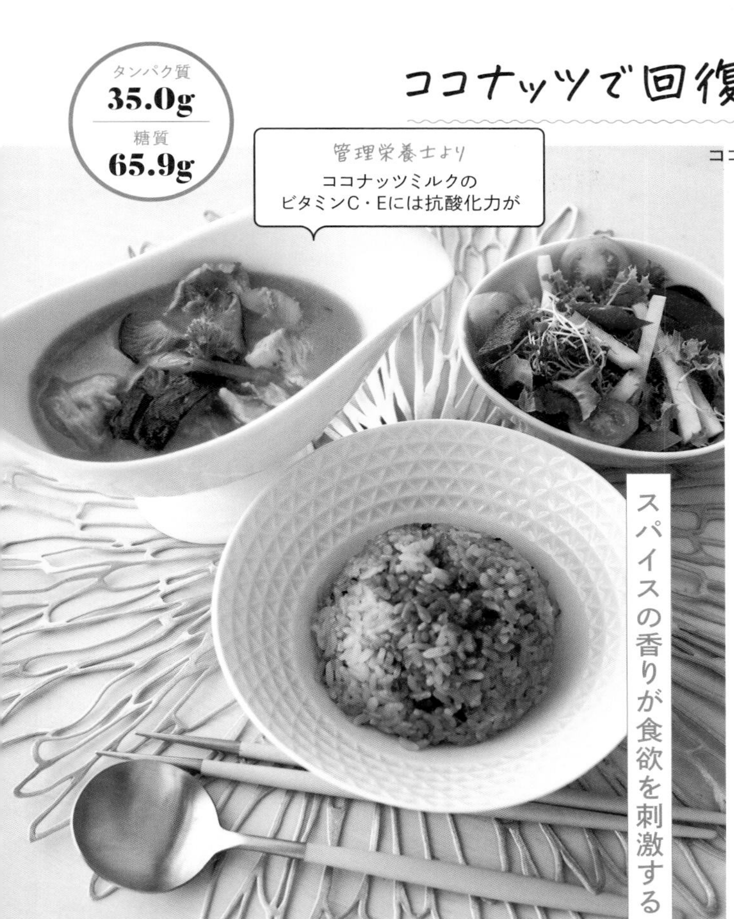

ココナッツミルクのミネラルがセロトニンの合成を助けます。
ルーを使わない、ヘルシーなオリジナルカレーです♡

材料（3〜4人分）

あたたかい雑穀ごはん……適量
鶏むね肉……350g
玉ねぎ……小1個
ズッキーニ……1/2本
エリンギ……大1本
パセリの葉（生）……適量
しょうゆ……大さじ1弱
オイスターソース、酢……各大さじ1/2

A
- ココナッツミルク缶……1缶（400g）
- コンソメスープのもと（顆粒）……10g
- おろしにんにく、おろししょうが……各1かけ分
- 好みのスパイス（ターメリックパウダー、コリアンダー、ガラムマサラなど）……適量

つくり方

1 なべに鶏肉を一口大に切って入れ、ひたひたの水を加えてふたをしてゆでる。

2 パセリ以外の野菜とエリンギは食べやすい大きさに切る。

3 **1**のアクをとり、**2**、Aを加え、ふたをせずに強火で汁けを飛ばすように煮る。

4 中火にし、しょうゆ、オイスターソース、酢を加えて味をととのえる。器に盛り、ちぎったパセリをのせ、雑穀ごはんと好みでサラダを添える。

守護神のご指名！ ガーリックライス

夫の大好きなにんにくたっぷりのごはんレシピ。
にんにくはトリプトファンが豊富！ 亜鉛とビタミンB1もとれるので、もりもり元気が出ますよ！

材料（1〜1.5人分）

あたたかい雑穀ごはん（白米でもOK）……200g
青じそ……3枚
にんにく（みじん切り）……1/2かけ分
塩……適量
しょうゆ……小さじ1
酒……大さじ1
グラスフェッドバター……10g

つくり方

1 フライパンにバターを弱火で熱してとかし、にんにくを入れて香りを出す。

2 ごはんを加え、みじん切りにした青じそと残りの調味料を加え、軽く炒める。

タンパク質
7.5g
糖質
69.8g
青じそで和の風味とビタミンをプラス！
管理栄養士より
にんにくのアリシンや青じその
ビタミンCが疲労を回復

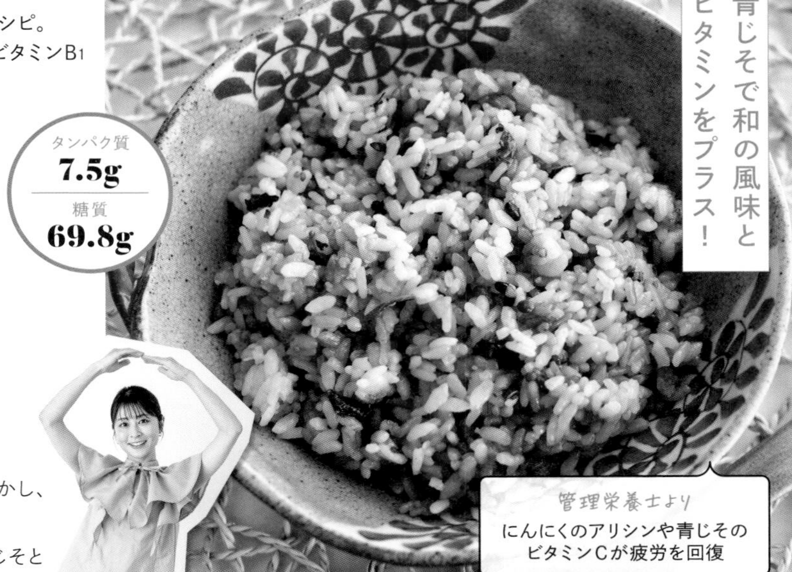

糖質以外の栄養素もきちんと補給！

Noodles めん

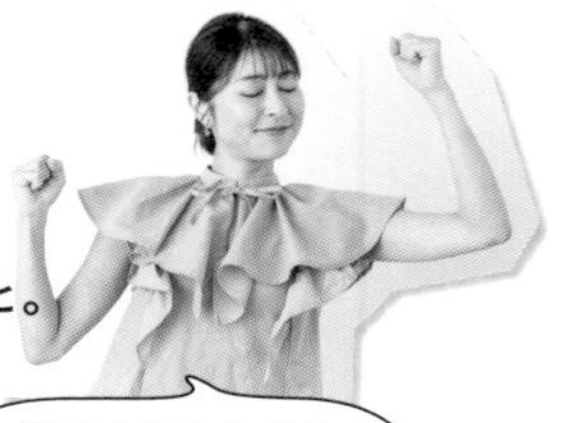

糖質過多になりがちなめん類を食べるときは、タンパク質の具をたっぷりと。
糖質控えめな十割そばやグルテンフリーパスタも利用するとベストです！

糖質を抑えながら
栄養素がとれる
権田式レシピです

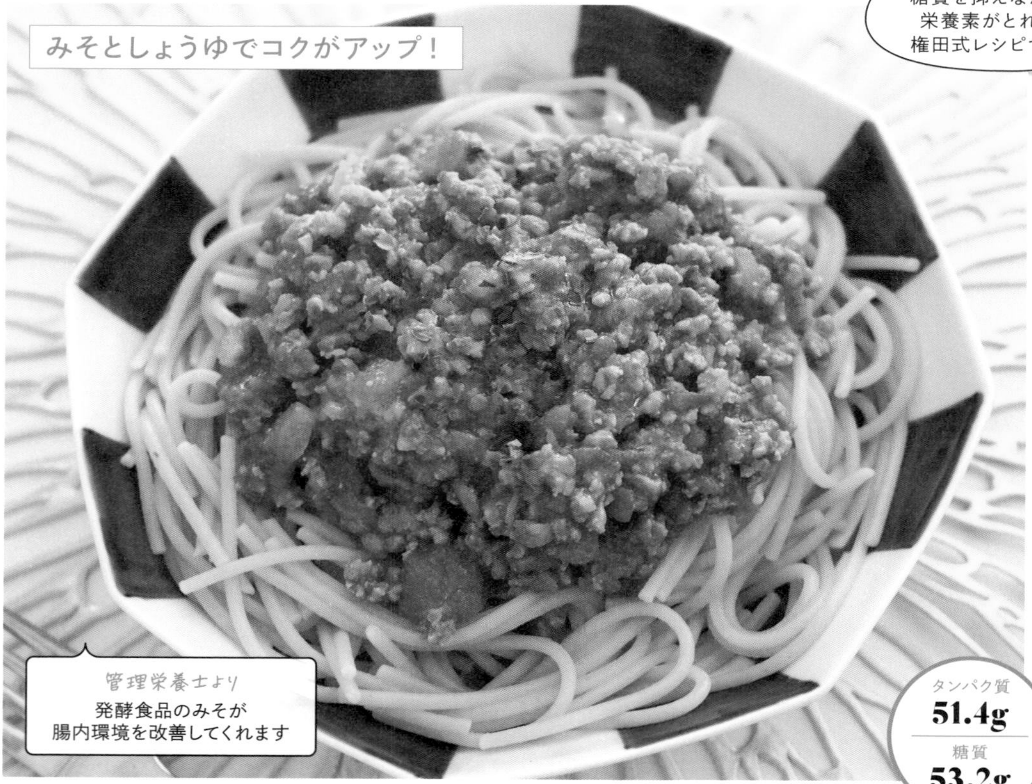

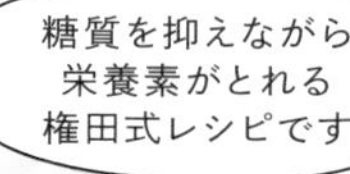

みそとしょうゆでコクがアップ！

管理栄養士より
発酵食品のみそが
腸内環境を改善してくれます

タンパク質
51.4g
糖質
53.2g

腸活和風ボロネーゼ

パスタならタンパク質山盛りのボロネーゼがオススメ！
トマト缶でビタミン摂取、みそを加えて腸活も意識！

材料（2人分）

グルテンフリーパスタ……適量
合いびき肉……350g
カットトマト缶……1缶（400g）
玉ねぎ……1/4個
にんにく……1/2かけ
みそ……大さじ1
しょうゆ……小さじ1
塩、こしょう……各少々
ドライパセリ、オリーブオイル
……各適量

つくり方

1 玉ねぎ、にんにくはみじん切りにする。

2 フライパンにオリーブオイル小さじ1を中火で熱し、にんにくを入れて香りを出す。

3 ひき肉を加えて塩、こしょうを振り、炒める。

4 トマトを加えてみそをとき入れ、しょうゆで味をととのえる。

5 なべに塩（分量外）を入れて袋の表示時間どおりにパスタをゆでる。湯をきって器に盛り、オリーブオイル大さじ1をかける。**4**をのせ、ドライパセリを散らす。

栄養補給ビーフン

タンパク質 25.7g
糖質 56.5g

米粉が原料でグルテンフリーのビーフンは
上手に活用したい食材。
豚肉とえび、野菜で体と心を栄養で満たします！

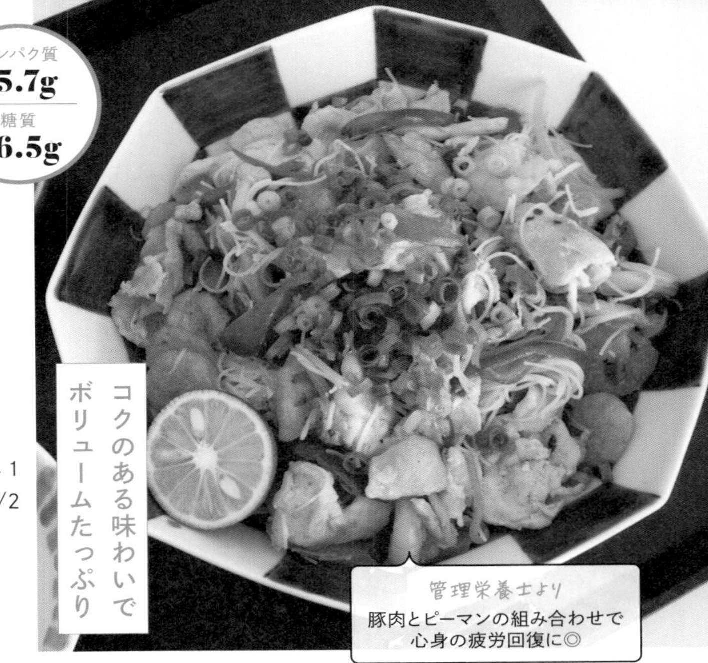

コクのある味わいでボリュームたっぷり

管理栄養士より
豚肉とピーマンの組み合わせで心身の疲労回復に◎

材料（3人分）

ビーフン……200g
豚肩ロース肉……200g
えび……小10尾
玉ねぎ……小1/4個
ピーマン……2個
しめじ……1/4パック
小ねぎ（小口切り）……適量
すだち……1個
鶏ガラスープのもと……大さじ1
オイスターソース……小さじ1/2
塩、こしょう……各少々
ごま油……大さじ1/2

つくり方

1. 豚肉は食べやすく切り、塩、こしょうを振って下味をつける。ピーマンは細切り、玉ねぎは薄切り、しめじはほぐす。
2. フライパンを熱し、豚肉とえびを入れて炒め、**1**の野菜ときのこを加えて軽く炒める。
3. ビーフンは湯でもどして水けをきり、**2**に加えてまぜ合わせる。
4. 鶏ガラスープのもととオイスターソースを加えて味をととのえ、器に盛る。ごま油を回しかけ、小ねぎを散らし、半分に切ったすだちを添える。

特製元気つゆの十割そば

タンパク質 13.1g
糖質 54.1g

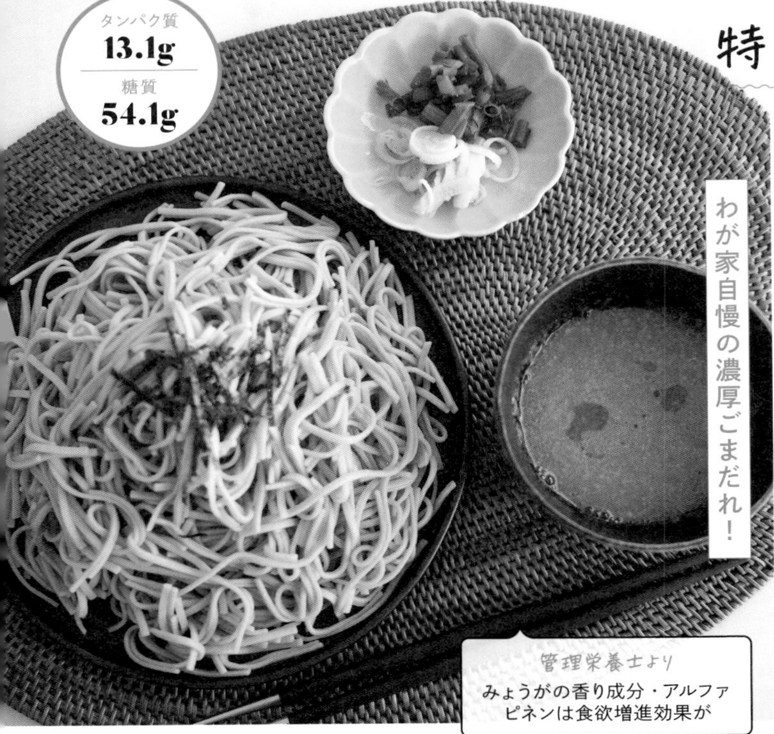

わが家自慢の濃厚ごまだれ！

管理栄養士より
みょうがの香り成分・アルファピネンは食欲増進効果が

そばを食べるならグルテンフリーの十割そばが◎。
栄養価の高いねりごまを使った
権田家特製つけだれと薬味で召し上がれ！

材料（2人分）

十割そば……適量
めんつゆ（ストレートタイプ）……1カップ
ねり白ごま……大さじ2
刻みのり、小ねぎ（小口切り）、
みょうが（小口切り）、
チリオイル（ラー油でも可）……各適量

つくり方

1. ボウルにめんつゆとねりごま、チリオイルを入れてまぜ合わせる。
2. そばは袋の表示時間どおりにゆでて湯をきり、器に盛ってのりを散らす。
3. 器に盛った**1**と薬味を添える。

糖質少なめなのに満たされる！
タンパク質
12.9g
糖質
43.5g

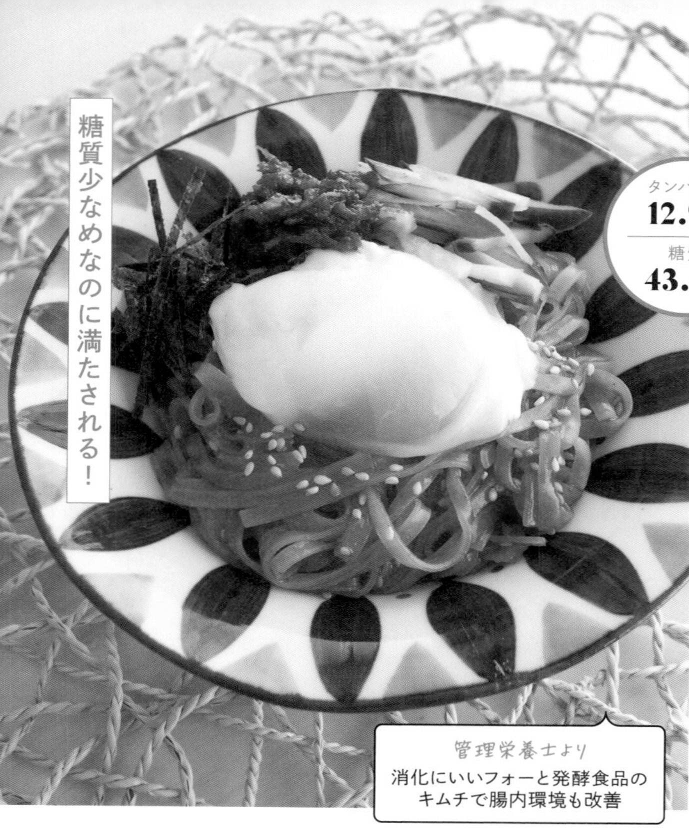

グルテンフリーなフォーのビビンめん風

米粉が原料のフォーは糖質が少なめ。
血糖値の急上昇を抑えながら、満足度たっぷり。

材料（1人分）

フォー……50g
きゅうり……1/3本
キムチ、刻みのり……各適量
温泉卵（ゆで卵でも可）……1個
いり白ごま……大さじ1/2
A｜コチュジャン、酢、ごま油……各大さじ1
　｜しょうゆ……大さじ1/2

つくり方

1 フォーは袋の表示時間どおりにゆで、ざるに上げて冷水でしめる。きゅうりせん切りにする。
2 ボウルにAを入れてまぜ合わせ、フォーを加えて味をからませる。
3 器に盛ってごまを振り、きゅうり、キムチ、のりを添え、温泉卵をのせる。

管理栄養士より
消化にいいフォーと発酵食品のキムチで腸内環境も改善

アスリートのフォー

グルテンフリーなフォーは便利な食材。
鶏手羽元や香味野菜と合わせ、疲れたときもするんとタンパク質やビタミンを補給できます。

消化がいいから夜遅ごはんや疲れたときに◎

材料（3人分）

フォー……100g
鶏手羽元……6～8本
ねぎ（青い部分）……5～6本
小ねぎ（小口切り）……3本分
にんにく……1かけ
しょうが（薄切り）……5枚
鶏ガラスープのもと……小さじ1
塩……小さじ1/2
ブラックペッパー……少々

つくり方

1 なべに手羽元、ねぎ、にんにく、しょうが、塩、水1ℓ強を入れて煮立て、アクをとる。
2 ふたをして弱火で30分ほど煮込む。
3 2から手羽元を取り出し、ゆで汁に鶏ガラスープのもとを加える。
4 フォーは袋の表示時間どおりにゆで、湯をきる。器にフォーを盛って3を注ぎ、ほぐした手羽元をのせ、小ねぎを散らし、ブラックペッパーを振る。

管理栄養士より
鶏手羽元のグリシンが睡眠の質を向上させます

タンパク質
22.2g
糖質
20.5g
香味野菜風味のあっさりやさしい味わい

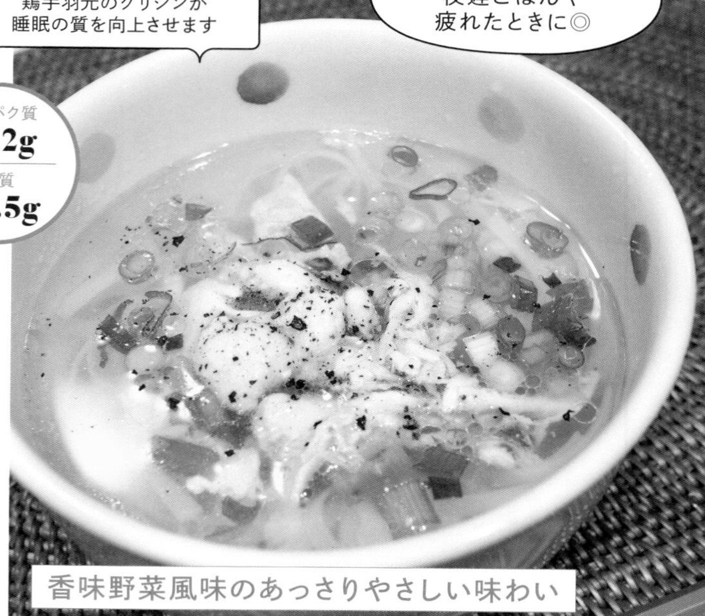

「メンタル回復ごはん」Q&A

Q 夫や子どもがごはんをもっと食べたがります

A. 運動量の多い人や子どもは、ごはん多めでもOK。量をふやすなら、肉か魚がベター

ごはんやめんに多く含まれる糖質は、体と脳に重要なエネルギー源。運動量が多い人や成長期の子どもであれば、24ページの配分より、ごはんやめんを多めに食べても問題ありません。ただ、血糖値の乱高下からのメンタルダウンを招く可能性があるので、おなかを満たすなら肉や魚、野菜の量を優先的にふやすことをオススメします。そして、ごはんやめんは、食事の最後にとること。ごはんからかき込みがちなご家族には、26ページの食べ順と血糖値の関係を示したグラフなどを見せて、体が喜ぶ食べ順を客観的に認識してもらうと◎。子どもがごはんを最後に食べることが難しければ、生野菜のあとにおかずを食べるようにすすめてみてください。

Q ラムやレバーが苦手です

A. 小鉢感覚で少しずつとり入れて

ラムは香りが強いハーブと合わせると、特有のにおいが消えて食べやすくなります。レバーは流水でしっかり洗って血抜きをし、濃いめの味つけを。小鉢メニューとして少量ずつとり入れるのもオススメです。

Q 1食何kcalまで食べていい?

A. カロリーは気にしなくてOK!

権田式「メンタル回復ごはん」は、タンパク質中心、脂質も少なめのレシピなので、分量を守り、24ページの配分どおりにごはんやめん、野菜をとれば、太る心配はまずありません。私自身はカロリー計算は一切していませんが、体重は安定しています。ダイエットしたい場合は、特に夕食のごはんやめんの量を少なめに。タンパク質のおかずや野菜は減らさないでください。私も夕食のごはんやめんは控えめにしています。

レバーは
焼き肉のたれで
炒めるのも手軽で
オススメです!

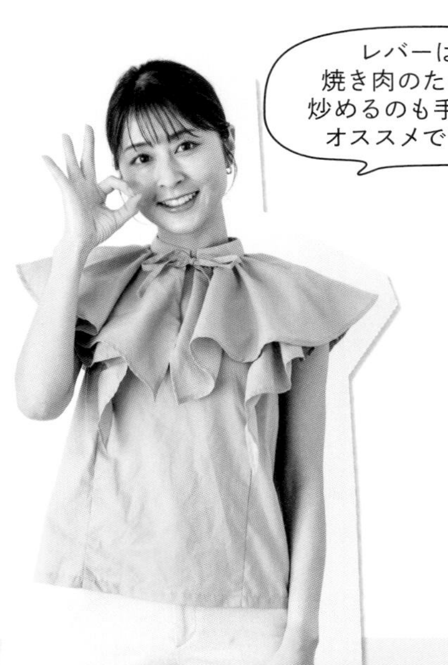

Q 糖質は完全に抜いてもいい?

A. 全く食べないのはむしろNGです!

糖質は体の大切なエネルギー源。完全に抜くと、力が出ない、意欲や集中力が低下するなどの悪影響があるため、完全な糖質オフはNGです。特に子どもや運動量の多い人は、適正な量の糖質をしっかりとりましょう。

Q 朝ごはんやランチが正直めんどう

A.割合を守れば省略メニューでもOK

毎日3食きちんとおかずを用意するのは大変ですよね。わが家も朝食や一人ランチは、Part5のごはん・めん、24ページの配分でつくった簡単なプレートやプチ丼ですませています。外食やテイクアウトもOKですが、糖質メインになりがちなうどんやパスタ、丼の単品メニューは避けて。肉・魚の小鉢やサラダを組み合わせ、24ページの割合にできるだけ近づけてください。肉や魚が足りないときは、卵をプラスしても。

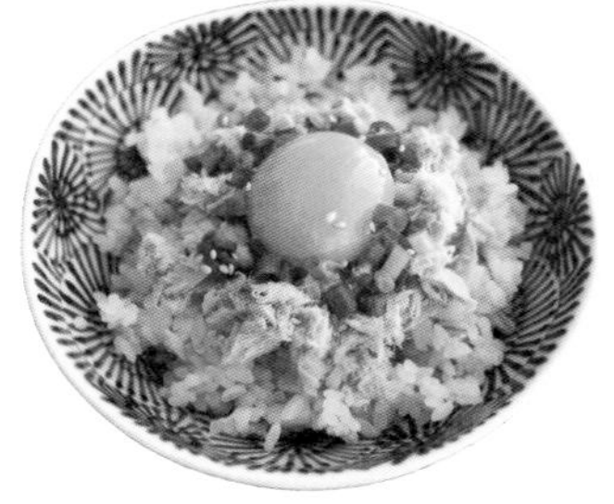

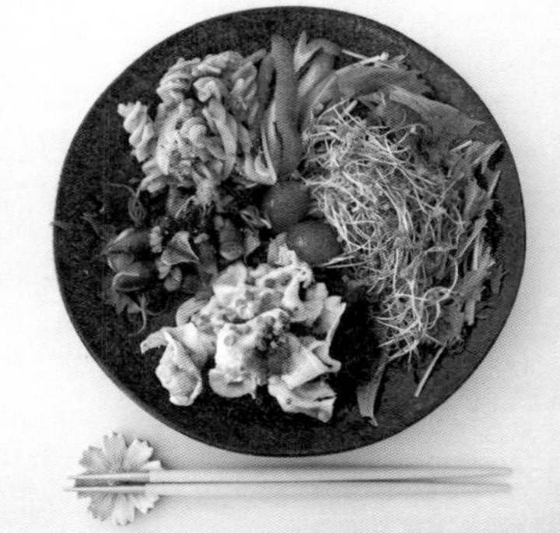

手間は省いても
栄養素は省かないで！

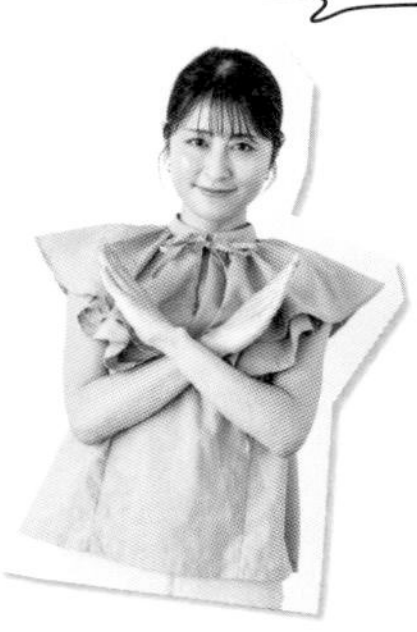

Q パンを食べてはダメ？

A.権田家では主に土日に食べます。グルテンフリーのパンでも

パンは糖質に加え、腸内環境を乱すリスクが指摘されているグルテンが多く含まれます。そのため、わが家では土日限定で食べるようにしています。平日もパンを食べたいという人は、グルテンフリーのパンを試してみてはいかがでしょうか。

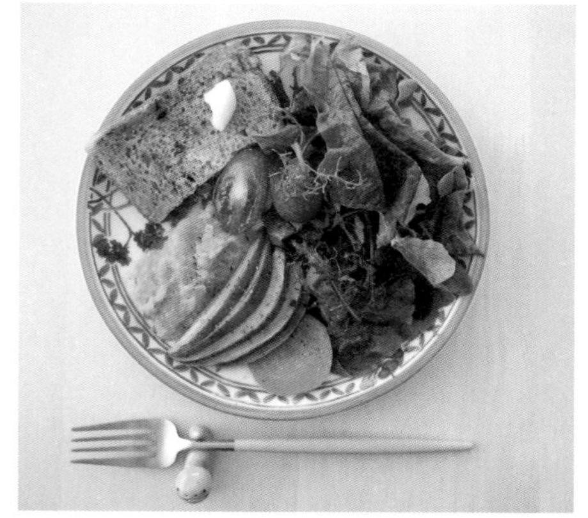

Q みそ汁の具は何がいい？

A.腸活食材をたっぷり！卵を割るのもオススメ

41ページで紹介した、きのこや細切り寒天、こんにゃくの腸活食材をたっぷり入れるのがオススメです。みそ自体も腸活食材なので、腸内環境が整います。タンパク質が足りないときは卵を割り入れてみてください。味がまろやかになって満足感もアップします！

Q 果物は何をいつ食べる？

A.果糖が少ないものを日中に食べて

果物は果糖が多いため、大量に食べるのはオススメしません。グレープフルーツやみかん、いちごなど糖質の少ないものを少量、なるべく早い時間に。わが家ではビタミンCがたっぷりなキウイが朝食の定番。豚肉がメインの献立には、消化酵素が豊富なパイナップルを添えて消化をサポートします。

Q ダイエットもしたい！

特に夜のごはん・めんを減らすと効果的

権田式「メンタル回復ごはん」の「6つのきほん」を実践すれば、太る心配はほとんどないはず。外食が続いたり、旅行先で暴飲暴食をしたりして体重がふえたときは、夜のごはん・めんを減らすと効果的です。ただし、糖質を完全に抜くのはやめましょう。

私はごはんがわりに
ビタミン・食物繊維
豊富なさつまいもを
食べたりします

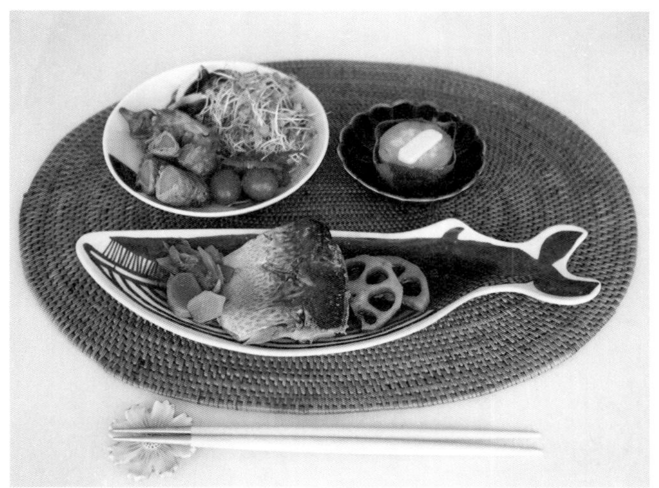

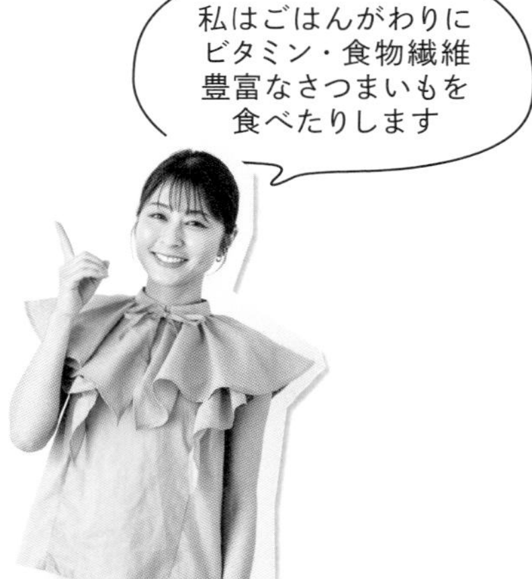

Q お酒は飲んでもいい？

A. 飲みたいときは飲みます！そのかわり、ごはん・めんは控えめに

夫は全く飲みませんが、私は赤ワインをグラス1杯程度飲むことも。赤ワインはビールや日本酒、カクテルなどに比べると糖質は少ないものの、ゼロではありません。そのため、夕食のごはんやめんを控えめにしています。

Q プロテインは飲んでますか？

A. 補助的にとり入れてます

栄養素は天然の食材から摂取するのが基本です。ただ、食事だけで必要なタンパク質量をカバーするのが難しいときは、補助的にプロテインをとり入れています。プロアスリートの夫は必要なタンパク質量を補うために飲むことも多いです。

Q サプリは飲んでいますか？

A. 基本的に飲んでいません！

栄養素は食べ物から摂取するのが重要だと考えているので、権田家では基本的にサプリメントはとっていません。バランスのよい食事をしていれば、不足はありません。ただ近年は、体調管理の観点から、免疫機能の維持に役立つとされるサプリをとることも。

14

Q 落ち込んだとき、甘いものが食べたくなります

A. メンタルがダウンしているときは控え、楽しんで食べられるときに

甘いものを食べると血糖値の急激なアップダウンが起こり、メンタルがさらに不安定になる可能性が。メンタルがダウンしているときこそ、まずはタンパク質やビタミン、ミネラルをバランスよくとって回復に努め、元気になってからスイーツを楽しみましょう！

15

Q おやつは食べてもいい？

A. 食事の補食として考え、食べるものは選んで

おやつ＝スイーツやスナック菓子というイメージがありますが、おやつも大切な栄養補給タイムです。3食の食事でとりきれない栄養素を補う「補食」と考え、食べるものは選びましょう。私は小腹がすいたら、スライスした大根やぬか漬け、めかぶ、もずく、ナッツやシナモンをかけた焼きいもなどを食べています！

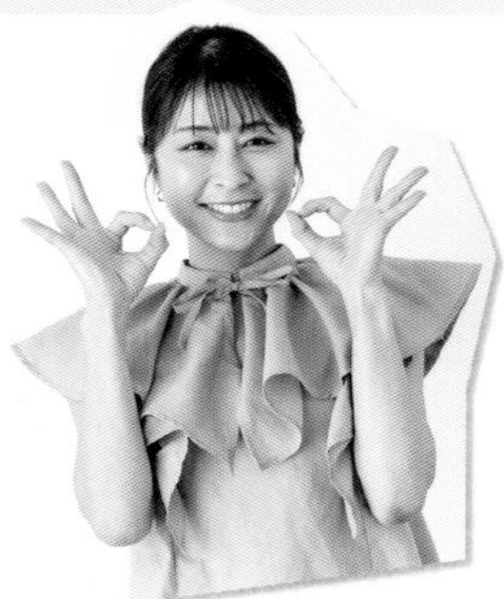

権田家の糖質控えめスイーツのレシピもご紹介します！

抗酸化ココナッツチョコ

糖質控えめで、ココナッツオイルやくるみの抗酸化力もとり入れた心と体にうれしいチョコレートです。

タンパク質 0.4g
糖質 2.5g

材料（8個分）

カカオパウダー（無糖）、
　ココナッツオイル……各大さじ2
メープルシロップ ……大さじ1

つくり方

1 ココナッツオイルが固まっている場合は、湯煎でとかす。メープルシロップ、カカオパウダーを加えてまぜ合わせる。

2 アルミカップに流し入れ、好みで砕いたくるみを加え、冷蔵室で30分冷やし固める。

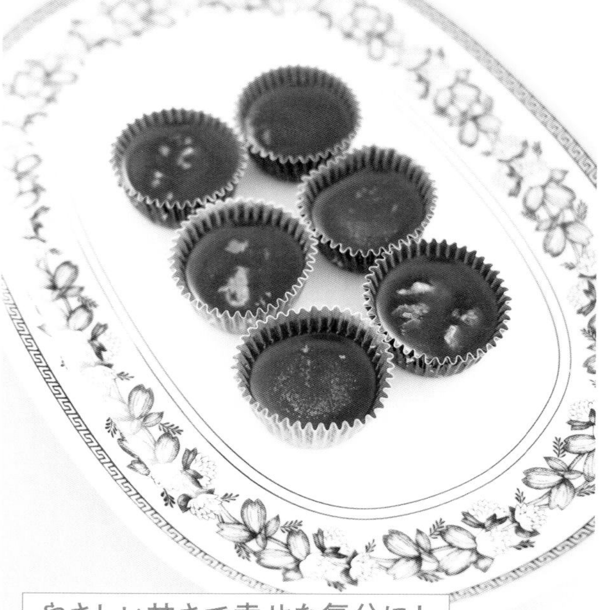

やさしい甘さで幸せな気分に！

ヘルシーなのに濃厚な味わい！

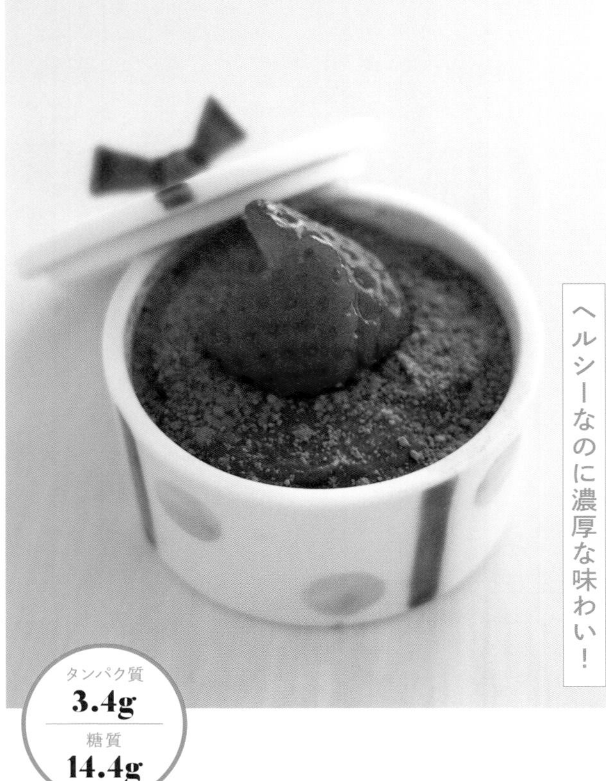

タンパク質
3.4g
糖質
14.4g

回復力アボカドムース

アボカドの脂質を使った満足度の高いムース。
これがアボカド？と驚くおいしさですよ♪
ストレス解消に役立つパントテン酸もたっぷり。

材料（1人分）

アボカド……1/2個
いちご……1個
アーモンドミルク……大さじ3
カカオパウダー……大さじ1
ココナッツシュガー……大さじ1
バニラエッセンス……2〜3滴

つくり方

1 いちご以外の材料をフードプロセッサーに入れ、ペースト状にする。
2 器に盛り、半分に切ったいちごをのせる。

タンパク質
0.5g
糖質
13.9g

私の好きなヘルシー
スイーツレシピです!!

メープルシロップとの相性抜群！

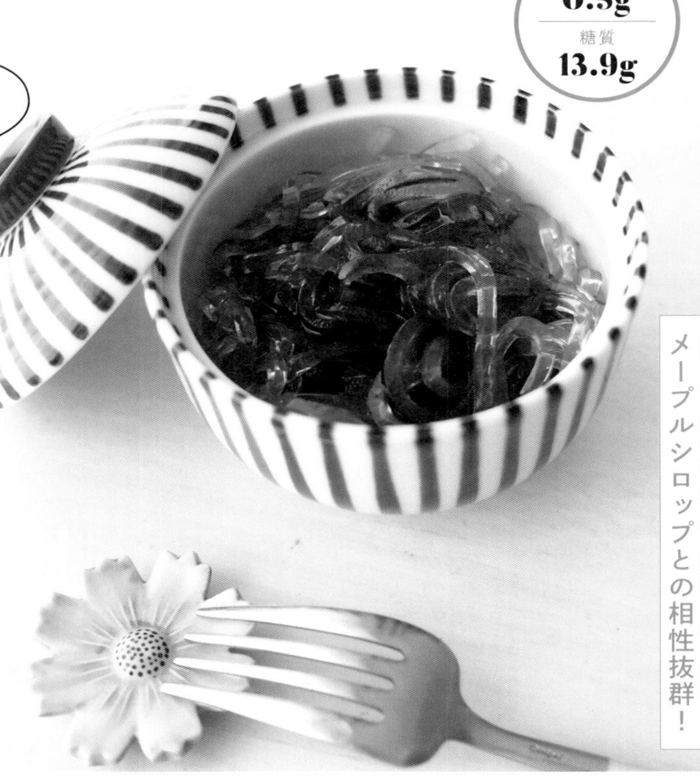

腸活ところてん

食物繊維がたっぷりで低カロリーな
ところてんと青汁パウダーを使ってつくる
新感覚の腸活スイーツです。

材料（1人分）

ところてん……1パック
青汁パウダー……小さじ1
メープルシロップ……大さじ1

つくり方

1 ところてんは汁けをきる。
2 メープルシロップと青汁パウダーをまぜ合わせる。
3 器に**1**を盛り、**2**をかける。

＼回復力をサポート／
調味料の選び方

次に買うとき、
少しずつとり入れて
みてください

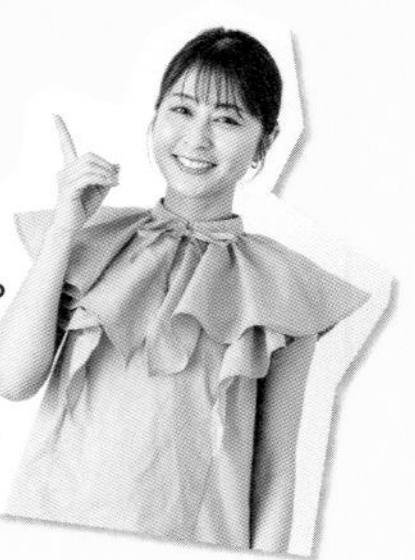

メンタルの回復力を上げたいなら、油や調味料もできるだけ心身にいいものを選んで。特に重要なのは油と甘味料。権田家の選び方のポイントをお伝えします！

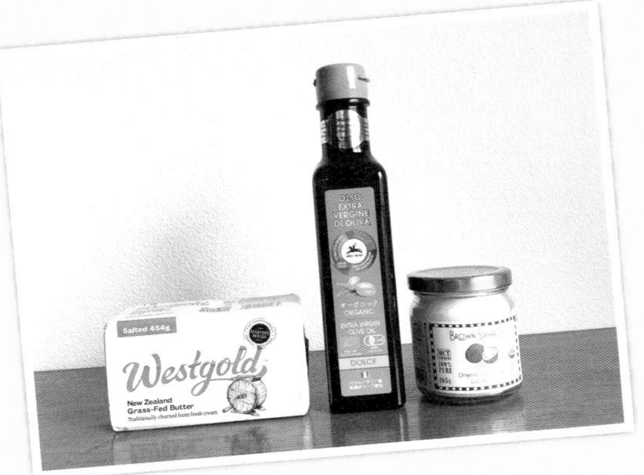

いい油をとれば回復力が高まる

人の脳は約60％が脂質でできています。また脂質は、細胞膜や血液・ホルモンの材料にもなります。だからこそ、良質な油をとることが大切。下記でピックアップした「回復する油」を摂取すれば、心の回復力のサポートに。

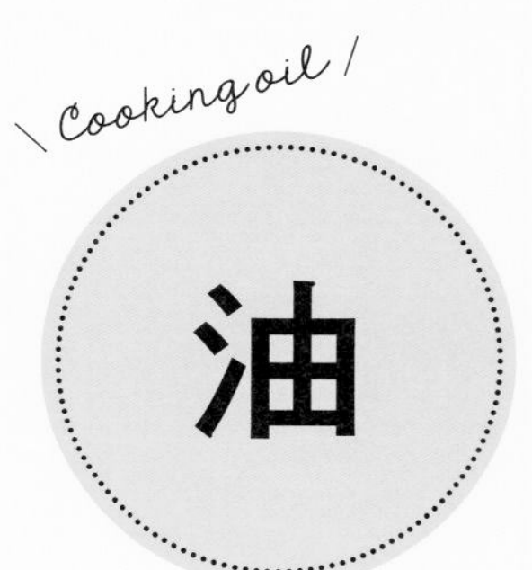

避けたい油

× **サラダ油**

× **マーガリン**

△ **米油**

△ **えごま油**

サラダ油やマーガリン、ショートニングなどの化学的処理が施された油は、体内で炎症を引き起こし、心身に悪影響を与える可能性が。また、ヘルシーなイメージがある米油やえごま油なども、酸化しやすいため控えめに。

回復する油

◎ **オリーブオイル**

脳の働きをサポートするオレイン酸が豊富。コールドプレス製法のエクストラバージンオリーブオイルがわが家の調理油のメイン。

◎ **ココナッツオイル**

酸化しにくい中鎖脂肪酸で積極的にとりたい油。疲労回復や脳活性効果が。風味にクセがありますが加熱に強く、権田家では調理油に。

◎ **グラスフェッドバター**

牧草だけを食べて育った牛のバター。メンタルヘルスに効果的といわれるオメガ3系の油が、一般的なバターより豊富。

○ **ごま油**

ごま油にはコレステロール対策に効果的なオレイン酸やリノール酸が豊富。抗酸化作用の高いセサミンやビタミンEもたっぷり。

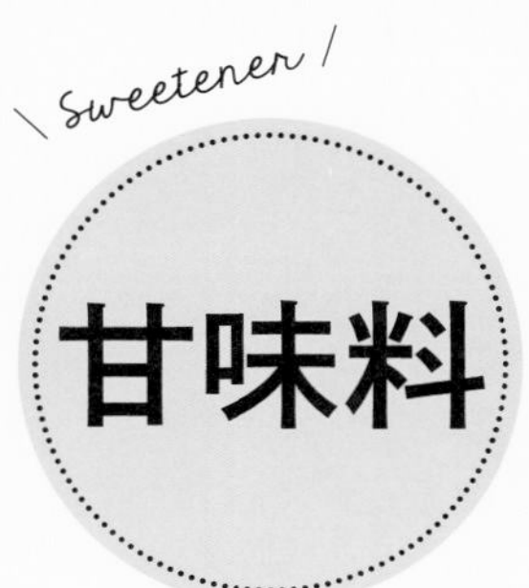

血糖値の乱高下に直結する甘味料こそこだわって選ぶ

糖質がたっぷり含まれる甘味料だからこそ、心身にできるだけ負担をかけないものを選ぶようにしています。わが家では、料理に甘みをつけたいときはオーガニックのメープルシロップ一択。和食にも問題なく使えます！

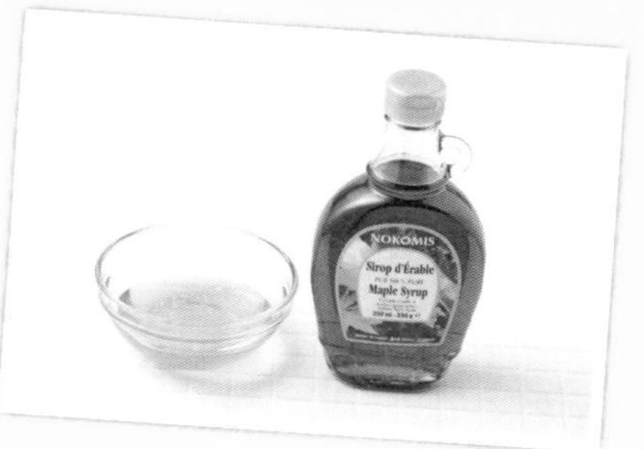

避けたい甘味料

× ケーキシロップ

× アガペシロップ

× 白砂糖　△ てんさい糖

△ オリゴ糖　△ 黒糖

血糖値の急上昇を招きやすいなど、リスクが高め。特に精製度の高い白砂糖や添加物を含むケーキシロップは要注意、アガペシロップも糖化反応を起こすフルクトースが多く含まれるのでわが家では使いません。

回復する甘味料

◎ メープルシロップ

カルシウムやカリウム、抗酸化物質のポリフェノールが含まれています。わが家では白砂糖のかわりに使っています。

◎ 非加熱はちみつ

抗菌力が強い非加熱（生）はちみつは、風邪や感染症対策に毎朝スプーン1杯食べています。生きた酵素も摂取できます。

○ きび砂糖

メープルシロップの風味が気になる人は、オーガニックのきび砂糖を選ぶのもあり。白砂糖よりもミネラルが多く含まれています。

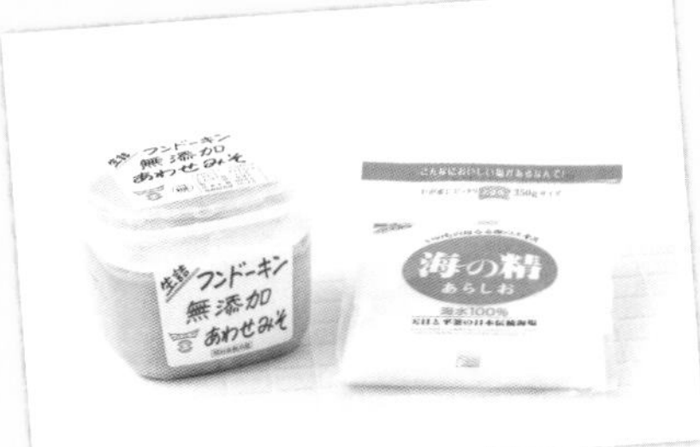

安全で回復に役立つものを料理の味もアップ！

権田家の「メンタル回復ごはん」のレシピに使う調味料はシンプル。だからこそ、原料や製造工程の安全性が高いもの、メンタル回復に役立つものを選ぶようにしています。料理の味もランクアップして一石二鳥です！

Seasoning

その他の調味料

使わない調味料

× マヨネーズ

△ みりん

マヨネーズの油は酸化している可能性が高いので、市販品は買わず手づくりしています。みりんはメープルシロップで代用しています。

回復する調味料

◎ 天然塩　◎ 有機みそ

◎ 有機しょうゆ

◎ バルサミコ酢

○ 酢　○ ポン酢しょうゆ

○ 有機トマトケチャップ

回復する調味料の選び方のポイントは、①原料がオーガニック（有機）のものを選ぶ、②化学的処理が少ないものを選ぶ、③添加物などが少なく成分表示がシンプルなものを選ぶ、の3つ。わが家では、①～③のいずれかに該当する調味料を使っています。なお、天然塩は塩味がマイルドなので、料理に使う際は味をみて量を加減してください。

column : 02

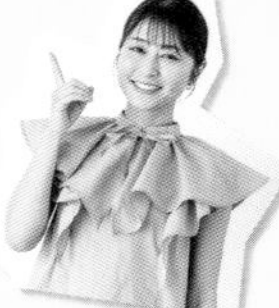

ちょいちょい
足してみましょう！

\ 回復力をサポート /
ちょい足しトッピング

料理にちょい足しすれば、心身の回復効果を高めてくれる食材をご紹介します。
栄養素をプラスする感覚でいろいろな料理にON&IN。味変にも最適なのでぜひ試してみて！

ナッツ

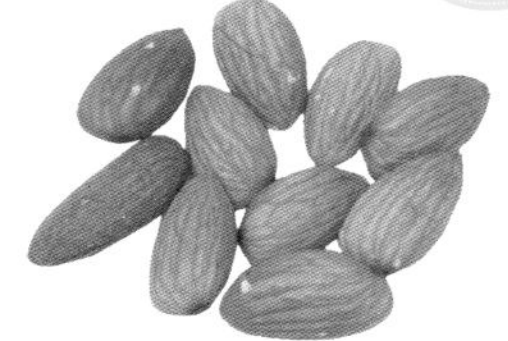

脳機能の維持・向上に必要なオメガ3系の油のほか、ビタミン、ミネラルも豊富です。

のり

食物繊維たっぷりなので腸活に役立ちます！ ビタミンC・B群やミネラルも。

ごま

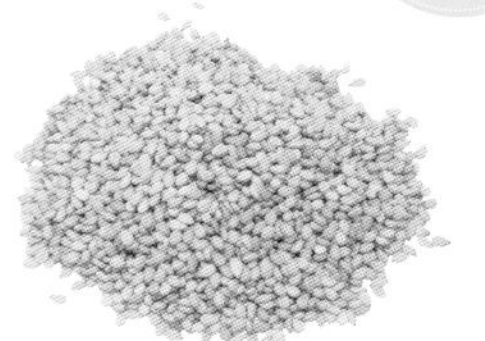

必須脂肪酸が豊富で抗酸化作用が高く、薬膳では「生命力を高める食材」といわれます。

腸活食材

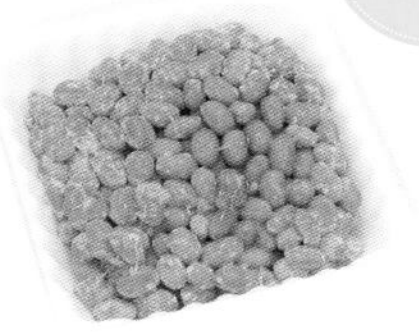

41ページで紹介した腸活食材も料理のちょい足しにぴったり。腸と心が整います。

スプラウト

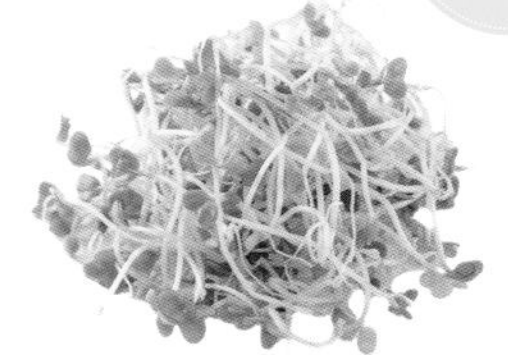

ビタミンC補充食材として冷蔵室に常にストック。生のままなんにでも添えます！

かつお節

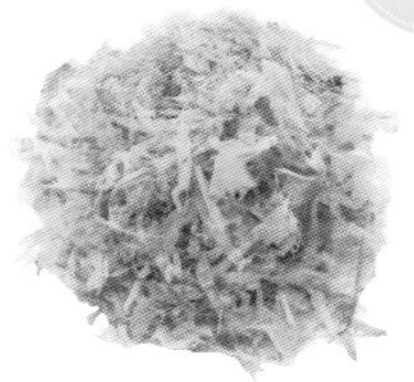

必須アミノ酸に加えてDHA、EPA、疲労回復効果があるタウリンも豊富です。

さんしょう・七味

消化促進、新陳代謝アップ、疲労回復などの効果が。食欲が落ちたときにもオススメ。

ターメリック

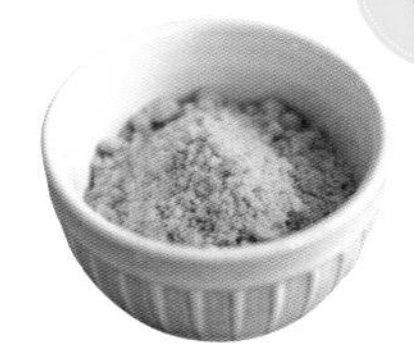

主成分クルクミンには抗酸化・抗炎症作用があります。サラダに振りかけると美味！

レモン汁

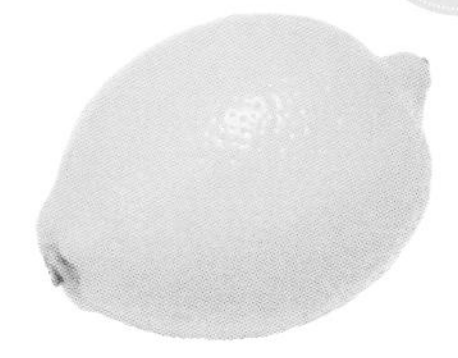

レモン汁に含まれるビタミンCは、脳を酸化ストレスから守る効果が期待できます。

Part

6

家族のこと。私のこと。

最後に、家族と私のことをちょっとだけお話しさせてください。
しんどい時期のこと。乗り越えるためのいろいろ。
わが家と同じように、変化のなかで頑張っているご家族の、
心身の回復のためのヒントに、少しでもなればと思います。

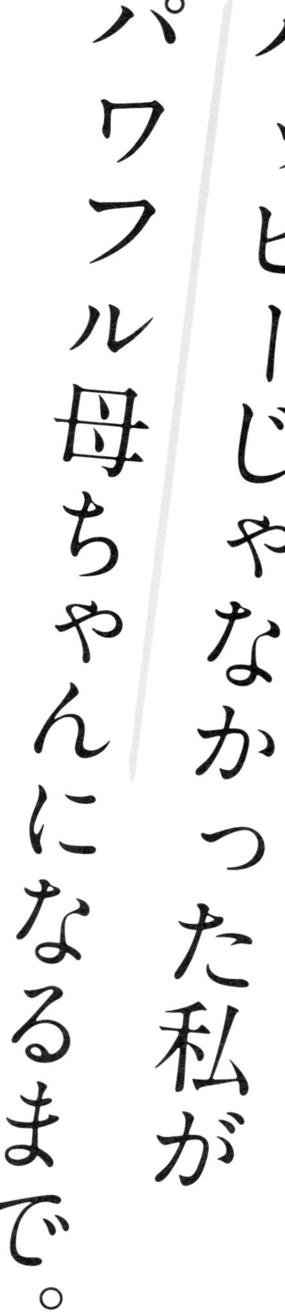

パン屋さんめぐりが楽しすぎて **自分史上最高体重** を記録！

子どものころは体が弱く、やせぎみだった私。高校生のころからお菓子好きになり、ダイエットを意識するように。20代でパン屋さんめぐりにはまってからは、体重は順調に増加。体形の変化に気づきつつも、いろいろなパンを食べるのが楽しすぎてやめられません。ストレスが原因で食べすぎてしまい、体重がふえるケースも多いと思いますが、そのときの私は全く逆。“ポジティブ太り”でした。

自分史上最高体重を記録したところで、さすがにまずい！とダイエットをスタート。すると、軽い気持ちで始めたにもかかわらず、体重がすんなり落ちてきたのです。スリムな体形に戻れる！とダイエットにどんどんのめり込んでいきました。

−8kgでダイエットは成功。でも **「生きているのがつらい」**

朝は卵、昼はとうふか魚、夜は野菜だけ。糖質や肉は極力食べない。そんな食生活を続けるうちに体重は8kg減りました。やせたこと自体はとてもうれしかった。でも、ハッピーではありませんでした。めまいでいつもフラフラ、食事と食事の間があくと手がふるえるほど。長男は遊びたいさかりでしたが、体力がないから最後までつきあってあげられません。夫とともに戦い、幼い息子をじゅうぶんにケアしたいのに、自分のバランスを保つことに必死になってしまった……そんな自分がふがいなくて。体につられて次第にメンタルもダウン。手帳に「生きているのがつらい」と書いてしまうほど、しんどい日々でした。

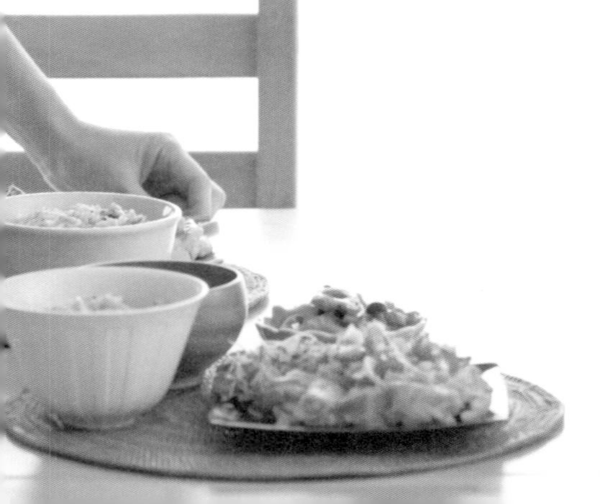

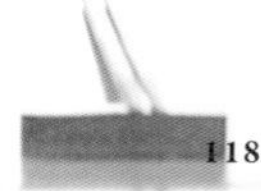

海外移住でリスタート！
食を変えたら すべてが好転しました

そんなころ、夫の海外移籍が決まり、家族そろってオーストリアで暮らすことに。新天地での生活は、リスタートして体と心を立て直すいい機会になりました。食事もあらためて見直し、栄養学関連の本や専門家がSNSで発信している投稿などをかたっぱしからチェック。私たち家族に合いそうな食事術があればどんどん試していきました。

心身の変化を強く実感したのは、タンパク質源である肉類を積極的に食べるようになってから。体力も気力も充実し、気がつけば「しんどい」と感じなくなっていたのです。ダイエット後のあのつらい日々は二度と体験したくありませんが、体と心はリンクしていること、元気な心と体は食事でつくられると学べたことは、私にとってかけがえのない財産になっています。

体に必要な栄養素をとれば 心も満たされる と 確信しています

「体調が万全だと感じる日なんて、年に数回しかない」。そんな人も多いのではないでしょうか。体のどこかに不調があると、そこに意識やエネルギーが割かれてしまい、心もなんとなく晴れませんよね。

私も以前はそうでした。けれど、この本でご紹介している食事術を実践するようになってから体調が気にならなくなりました。すると、自分でも驚くほどメンタルも安定して、無理せずポジティブでいられるようになったのです。2024年３月に35歳の夫も、「いまがいちばん動ける」と断言しています。食事で必要な栄養素をしっかりとり、それで体を満たしてあげれば脳にも栄養が行き届き、心も満たされる。そう確信しています。

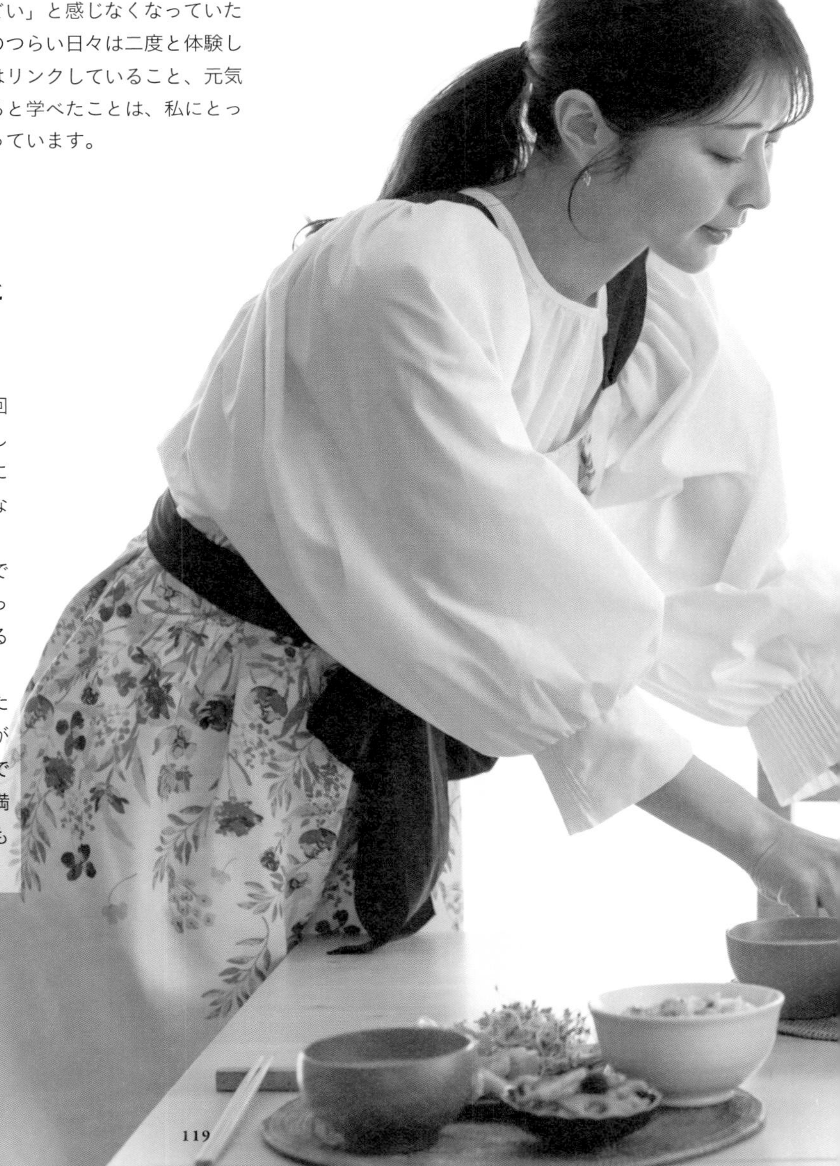

しんどくなったら、呼吸とヨガ。

呼吸法で気分転換！ いやな気持ちを手放すイメージで

いまの食事法にたどり着いてから、心身は基本的にすこやかです。それでも、イライラしたり、そんな自分に落ち込んだりすることも……。そんなときは、呼吸法で気分転換を図ります（くわしい方法は46ページ）。まず鼻から息を吐ききり、鼻から吸います。次に、吐く息とともにイライラや鬱々とした気分も体外に手放すイメージで行うのがポイントです。呼吸でデトックスするのです。

呼吸法をこまめに行うようにしてから、気分を上手に、短時間で切り替えられるようになりました。息子や夫の呼吸が浅くなっているなと感じたら、「深い呼吸を意識してみたら」とアドバイスすることもあります。

朝のウォーキングでさらにハッピーに！

午前中に太陽の光を浴びると、幸せホルモンと呼ばれるセロトニンの分泌を促進できるそうです。これを知ってから、朝にウォーキングするようになりました。食事でトリプトファンを摂取＋朝のウォーキングで、私の体内は幸せホルモンでいっぱいなはず（笑）。「朝にウォーキングする余裕なんてない」という人は、朝起きたらベランダなどで日光を浴びて深呼吸するくらいでもOKです。ぜひ試してみてください。

気持ちが乗らないときはあえて体を動かしてみる

週に一度はランニングをしています。走る前は「めんどうだな」なんて思っていても、走っているうちにテンションが上がってポジティブになれるんです。気持ちが乗らないときは、あえて体を動かしてみる。オススメです！

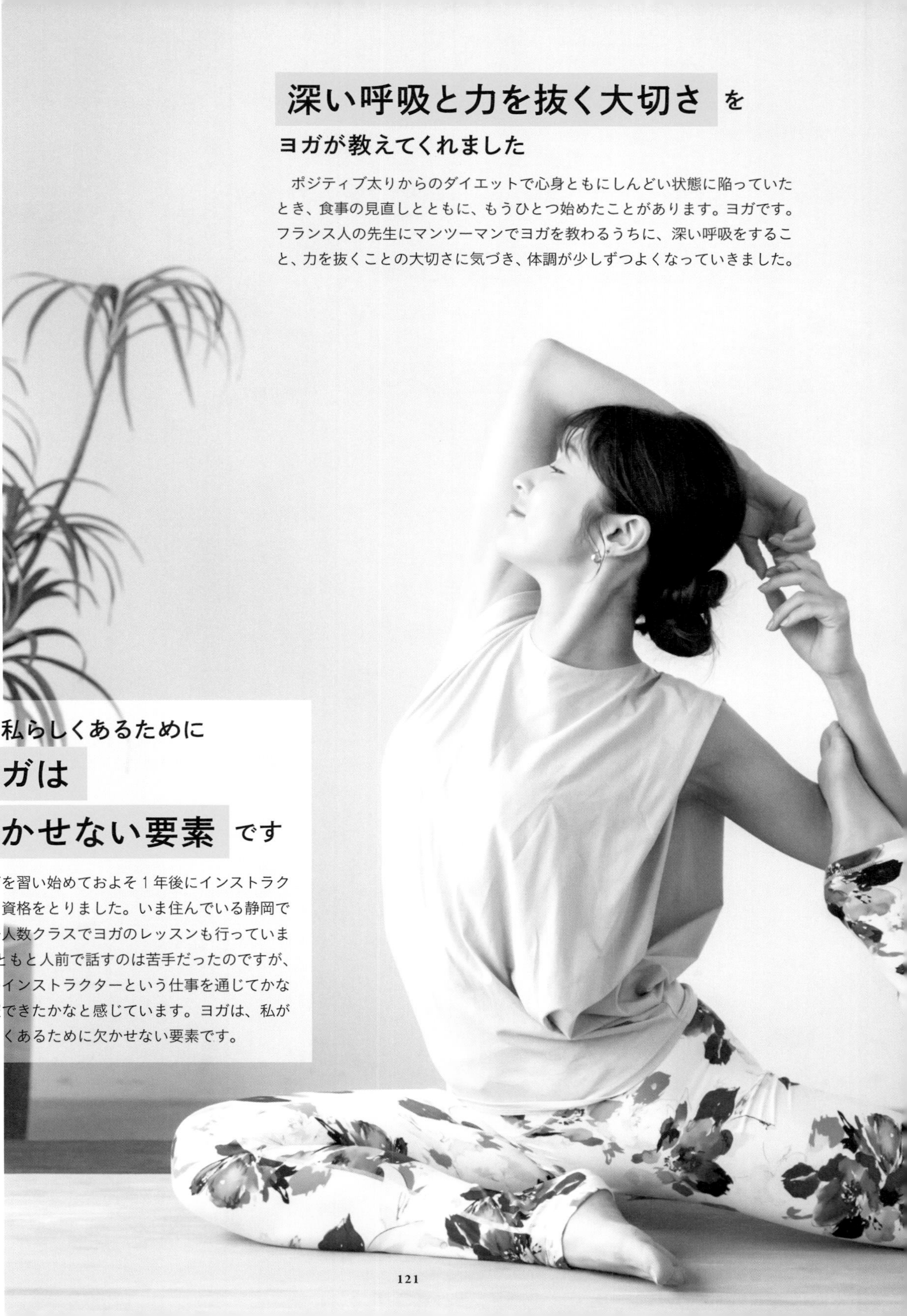

深い呼吸と力を抜く大切さをヨガが教えてくれました

ポジティブ太りからのダイエットで心身ともにしんどい状態に陥っていたとき、食事の見直しとともに、もうひとつ始めたことがあります。ヨガです。フランス人の先生にマンツーマンでヨガを教わるうちに、深い呼吸をすること、力を抜くことの大切さに気づき、体調が少しずつよくなっていきました。

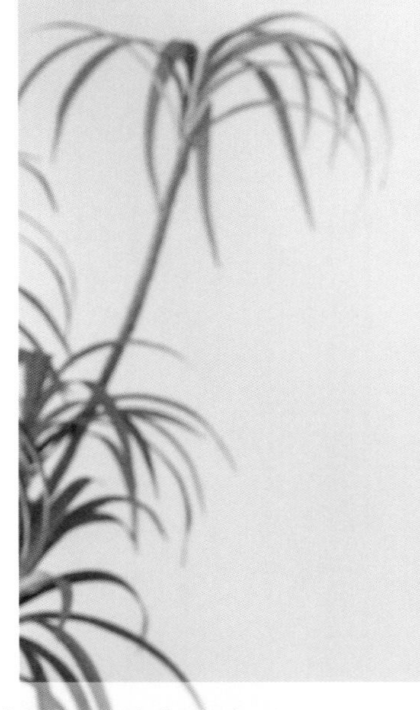

私が私らしくあるためにヨガは欠かせない要素です

ヨガを習い始めておよそ１年後にインストラクターの資格をとりました。いま住んでいる静岡では、少人数クラスでヨガのレッスンも行っています。もともと人前で話すのは苦手だったのですが、ヨガのインストラクターという仕事を通じてかなり克服できたかなと感じています。ヨガは、私が私らしくあるために欠かせない要素です。

夫のこと大好きなんです(笑)
だから食事で
安心のベースをつくりたい。

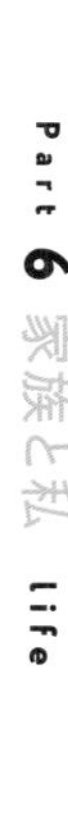

出会ってから15年以上。
気持ちは変わっていません

夫は高校の先輩でした。おつきあいを始めたのは、私が高校１年、夫が高校２年のとき。その５年後に結婚しました。出会ってから15年以上になりますが、いまも変わらず夫のことが大好きなんです（笑）。だから、2015年に夫がオーバートレーニング症候群になり、笑わなくなったときは本当につらかったです。私がかわってあげられたらどんなにいいかと思っていました。そんな状況を私が絶対に変えたい！とも。

ただ、夫はもともと体も心もタフな人。オーストリアリーグのＳＶホルンへの移籍で環境ががらりと変わったのもよかったようで、食事内容の改善とともに、驚異的なスピードで回復。練習場からトレーニングに励む夫の声が聞こえてきたとき、心がとき放たれたかのように、涙がこぼれ落ちたことをいまでも鮮明に覚えています。

試合前には「頑張ろうね」。**一緒に戦っている**つもりです

夫は向上心のかたまりで、とにかくストイック。「ワールドカップで正ゴールキーパーとして戦う」という夢を実現するために、地道な努力を続ける姿をずっとそばで見てきました。2022年のW杯カタール大会でその夢を叶えても、挑戦は終わりません。次の目標に向かって、夫は再び走り始めています。

挑戦を続ける彼のために、私にできる唯一のことが食事づくりです。けれど、"支えている"という言葉は私たちにはしっくりきません。ピッチにこそ立ちませんが、私も夫と一緒に戦っているつもりです。試合前には「頑張って」ではなく、「頑張ろうね」とメッセージを送っています。

ここまでやってこられたのは**夫の愛情と信頼**のおかげ！

国内外で活躍する一流アスリートのなかには、専属の栄養士やシェフに食事管理をお願いしている人もいます。けれど、わが家はその役割を私が担っています。ここまでやってこられたのは、夫がいつだって協力的だったから。そして彼がいつだって気遣いと感謝を示してくれたから。私がダイエットの反動で体調を崩していたときも、ずっと見守ってくれました。いまも、朝昼晩の３食を用意する日が続くと「外食しようか」と言ってくれたり、シーズンオフには旅行を計画してくれたりと、まめにねぎらってくれます。

体調管理について意見を求められることもあります。頼りにされているのがわかってとてもうれしい。夫が大好きだという気持ちは、これからもずっと変わりません。

「これを食べていれば大丈夫」。**そんな食事で安心**させたい

夫はとにかくポジティブです。松岡修造さんみたいだなあと感心することもあるほど（笑）。ただ、ゴールキーパーはミスが失点に直結するポジション。批判を浴びてつらい思いをすることも少なくありません。だからこそ、私は何があっても夫の味方でいたい。そして、「ゆみが出したものを食べていれば栄養管理は大丈夫」と思ってもらえる食事を出して、夫が少しでも安心できるベースをつくりたいと思っています。

私の元気が、家族の元気。

息子もサッカーに夢中！「楽しい」を応援したい

息子もサッカーをしています。夫や私がすすめたわけではなく、ある日、自分からやってみたいと言い出したのです。まだ小学生なので、中学、高校と進学したあともサッカーを続けるのかはわかりませんが、いまはサッカーが楽しくてしかたがない様子。息子の「楽しい」「やってみたい」という気持ちを、夫とともに応援したいと思っています。ただ、サッカーに関する悩みごとについては夫に相談しているようで、私にはあまり話してくれないのがちょっとさびしいですね（笑）。

「どうしたの？」のひと言で 気にかけていること を伝えます

息子や夫が「疲れた」とか「〇〇が痛い」とかつぶやいたら、すかさず「どうしたの？」と声をかけるようにしています。本人は無意識かもしれませんが、わざわざ声に出して言うのは、誰かに聞いてほしいと思っているサインととらえています。スルーせずにリアクションすることで、「私はあなたのことを気にかけているよ」というメッセージを伝えているつもりです。２人には、「承認されている」という安心感をいつだって感じてほしいなと思っています。

できるだけ ポジティブな言葉 を使うようにしています

家族とは、なんでも言い合える関係でありたいと思っています。だからといって、ネガティブな雰囲気にはしたくない。そこで、まずは私自身がポジティブな言葉を使うよう心がけています。たとえば、朝起きたら「今日も最高の１日になる！」と言葉に出して宣言したり、「できない」「負ける」といった後ろ向きな言葉は極力使わないようにしたり。言葉が人生に与える影響ってとても大きいと思うんです。

ただ、息子をしかるときは、つい感情的になってネガティブな言葉をかけてしまうこともあります。そんなときは、素直に「ごめん」と謝るようにしています。

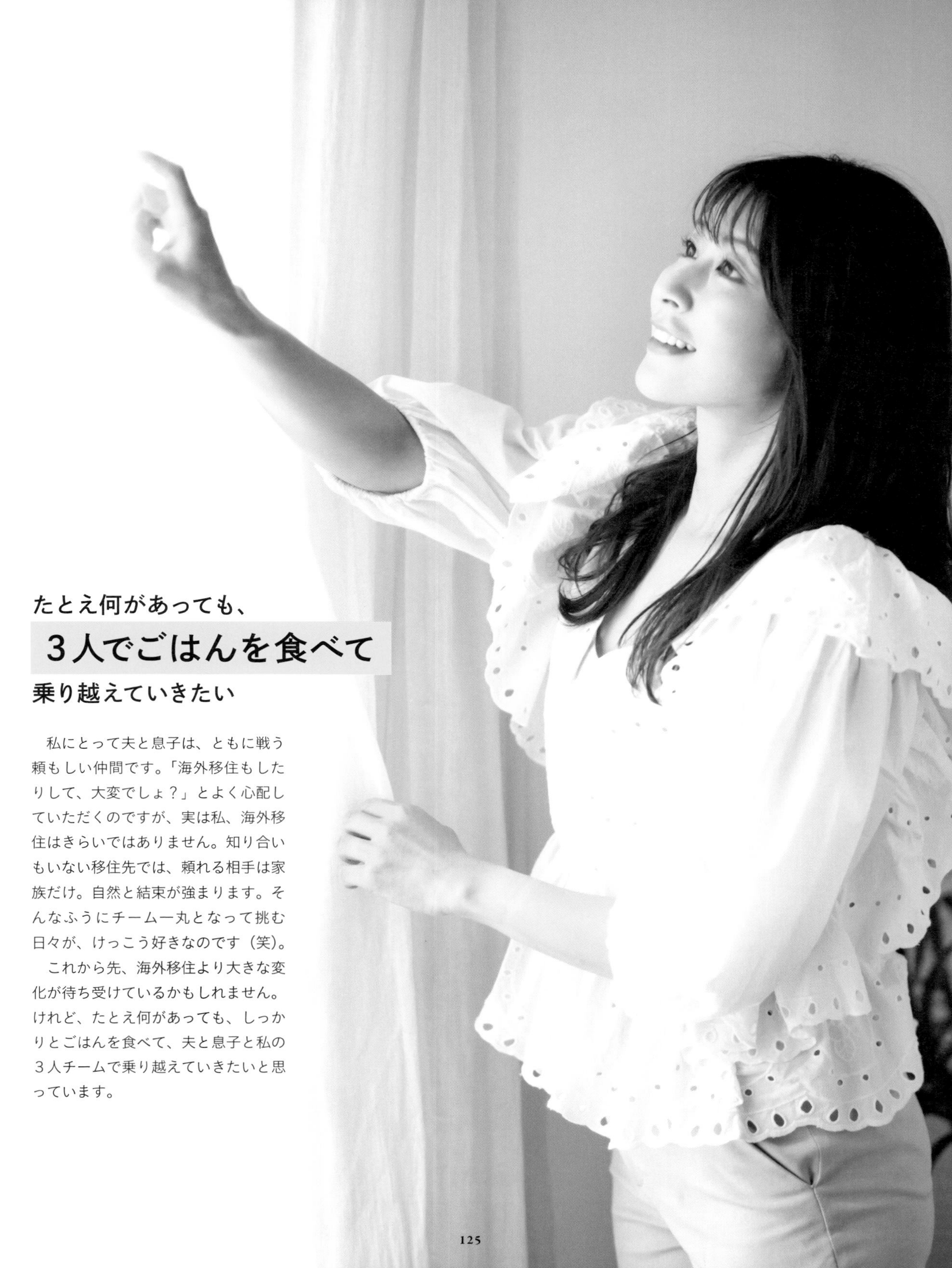

たとえ何があっても、3人でごはんを食べて乗り越えていきたい

私にとって夫と息子は、ともに戦う頼もしい仲間です。「海外移住もしたりして、大変でしょ？」とよく心配していただくのですが、実は私、海外移住はきらいではありません。知り合いもいない移住先では、頼れる相手は家族だけ。自然と結束が強まります。そんなふうにチーム一丸となって挑む日々が、けっこう好きなのです（笑）。

これから先、海外移住より大きな変化が待ち受けているかもしれません。けれど、たとえ何があっても、しっかりとごはんを食べて、夫と息子と私の３人チームで乗り越えていきたいと思っています。

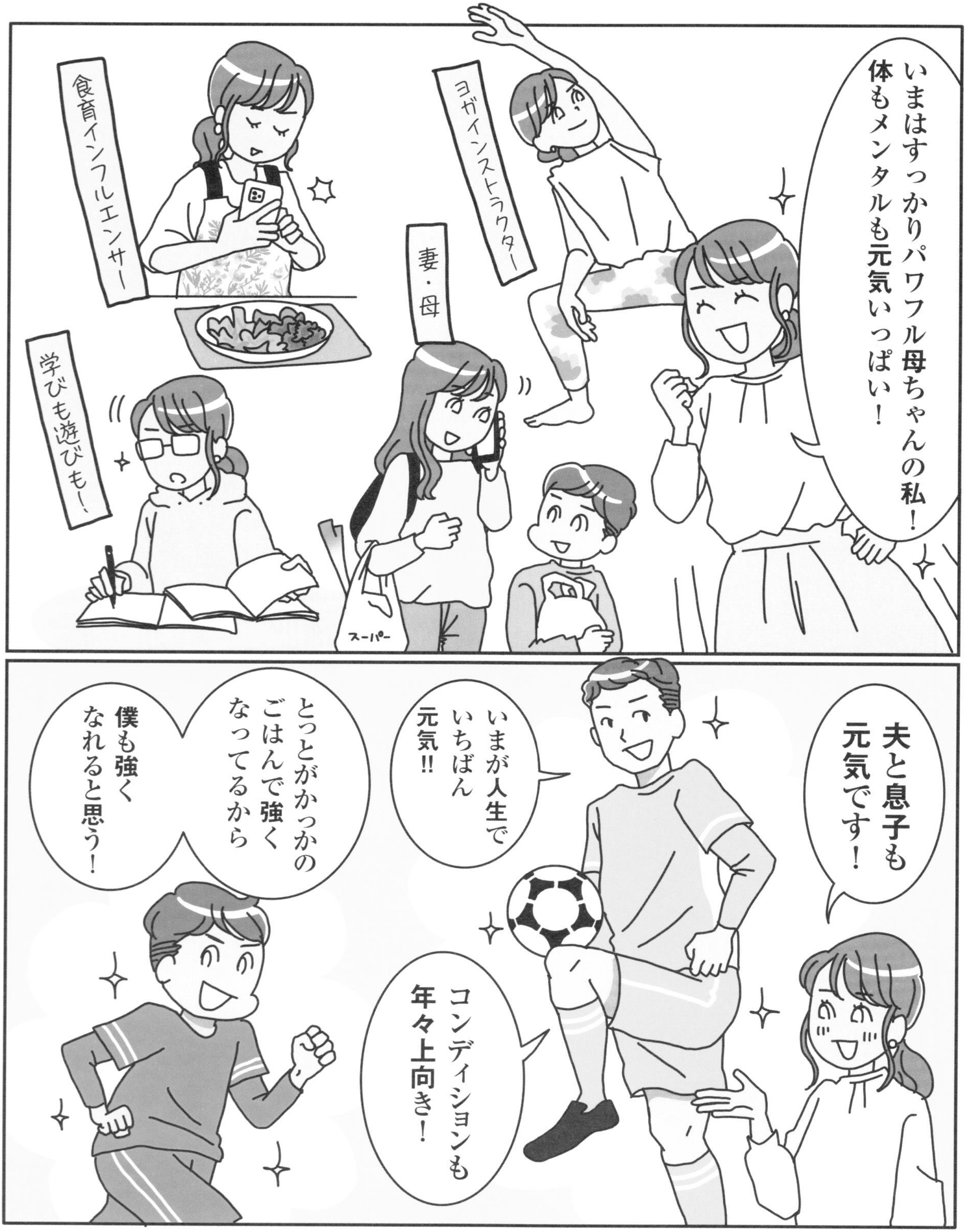

いまはすっかりパワフル母ちゃんの私！
体もメンタルも元気いっぱい！

ヨガインストラクター

妻・母

食育インフルエンサー

学びも遊びもー

スーパー

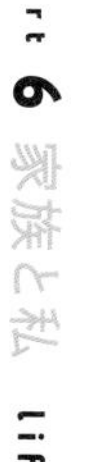

夫と息子も元気です！

いまが人生でいちばん元気!!

コンディションも年々上向き！

とっとがかっかのごはんで強くなってるから

僕も強くなれると思う！

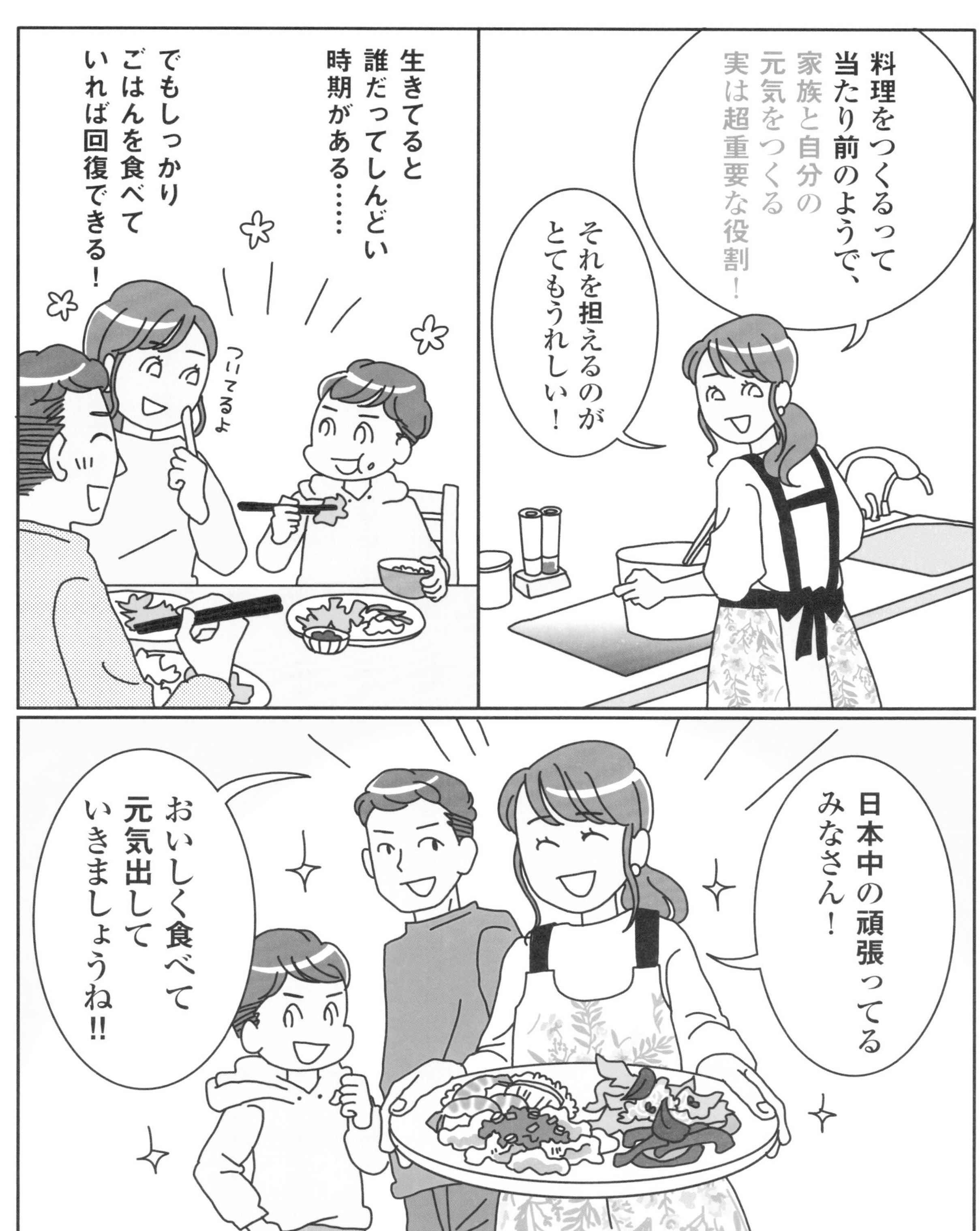
料理をつくるって
当たり前のようで、
家族と自分の
元気をつくる
実は超重要な役割！
それを担えるのが
とてもうれしい！
生きてると
誰だってしんどい
時期がある……
でもしっかり
ごはんを食べて
いれば回復できる！
ついてるよ
日本中の頑張ってる
みなさん！
おいしく食べて
元気出して
いきましょうね!!

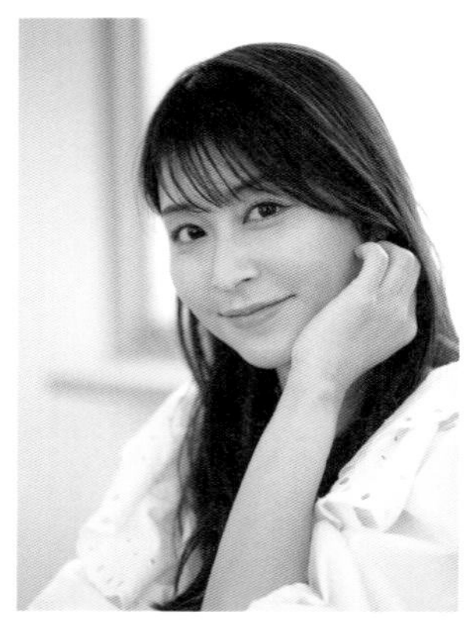

Profile

ごんだゆみ

1989年東京都生まれ。薬膳コーディネーター、ヨガインストラクター。プロサッカー選手の権田修一氏との結婚を機に食と栄養について学ぶ。現在はアスリートの妻＆ジュニアアスリートの母として、「日々の食事で心と体を前向きに」を実践。ヘルス＆ビューティやメンタルヘルスについてSNSで発信中。
Instagram　@yumigonda　@yumigonda_food

Staff

協力／権田修一、Candy Sports International
ブックデザイン／mambo西岡、岡村風香、田村祥吾、天野桃香、横田実奈、黒木万璃子（ma-h gra）
撮影／黒坂明美（STUH）、ごんだゆみ
ヘア&メイク／森川誠（PEACE MONKEY）
漫画／カツヤマケイコ
栄養指導・栄養計算／寺島モエカ
取材・文／株式会社A.I、小川裕子
DTP／松田修尚（主婦の友社）
編集担当／野崎さゆり（主婦の友社）

メンタル回復ごはん

家族とわたしのしんどいを救う

2024年4月30日　第1刷発行

著　者　ごんだゆみ
発行者　平野健一
発行所　株式会社 主婦の友社
〒141-0021
東京都品川区上大崎3丁目1-1 目黒セントラルスクエア
電話　03-5280-7537（内容・不良品等のお問い合わせ）
049-259-1236（販売）
印刷所　大日本印刷株式会社

ISBN 978-4-07-455746-2

■本のご注文は、お近くの書店または主婦の友社コールセンター（電話0120-916-892）まで。
＊お問い合わせ受付時間　月～金（祝日を除く）10：00～16：00
＊個人のお客さまからのよくある質問のご案内　https://shufunotomo.co.jp/faq/